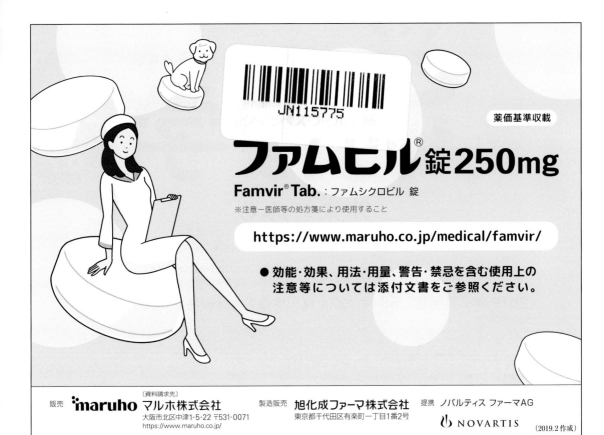

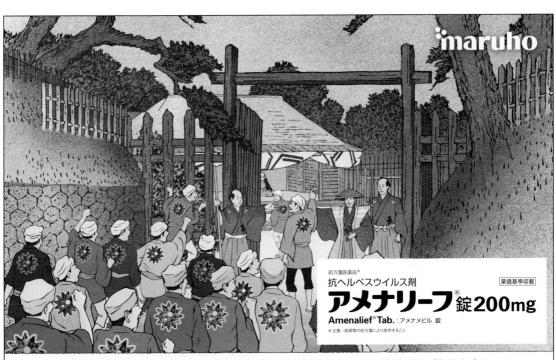

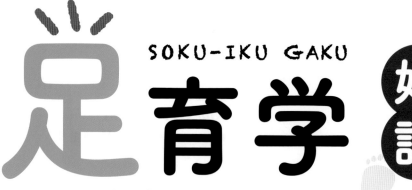

SOKU-IKU GAKU

足育学

好評

外来でみる
フットケア・フットヘルスウェア

編集：**高山かおる**　埼玉県済生会川口総合病院 主任部長
　　　　　　　　　　　一般社団法人足育研究会 代表理事

2019 年 2 月発行　B5 判　274 頁　定価（本体価格 7,000 円＋税）

治療から運動による予防まで
あらゆる角度から「足」を学べる足診療の決定版！

解剖や病理、検査、治療だけでなく、日々のケアや爪の手入れ、
運動、靴の選択など知っておきたいすべての足の知識が網羅されています。
皮膚科、整形外科、血管外科・リンパ外科・再建外科などの医師や看護師、
理学療法士、血管診療技師、さらには健康運動指導士や靴店マイスターなど、
多職種な豪華執筆陣が丁寧に解説！
初学者から専門医師まで、とことん「足」を学べる一冊です。

CONTENTS

序章　「あしよわ分類」を理解する
Ⅰ章　足を解剖から考える
Ⅱ章　足疾患の特徴を学ぶ
Ⅲ章　検査で足を見極める
Ⅳ章　足疾患の治療を知る
Ⅴ章　足のケア・洗い方を指導する
Ⅵ章　フットウェアを選ぶ
Ⅶ章　忘れてはいけない
　　　　歩き方指導・運動
Ⅷ章　まだまだ知っておきたい
　　　　足にまつわる知識
巻末　明日から使える「指導箋」

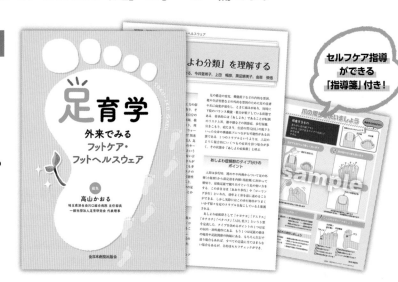

セルフケア指導
ができる
「指導箋」付き！

全日本病院出版会　〒113-0033 東京都文京区本郷 3-16-4　Tel:03-5689-5989
www.zenniti.com　　　　　　　　　　　　　　　　　　 Fax:03-5689-8030

Monthly Book *Derma.*

編集企画にあたって…

"水疱をどう診る？どう治す？"というテーマから，どの様な疾患を連想するでしょうか．天疱瘡や水疱性類天疱瘡など水疱症を思い浮かべるかもしれませんが，実際の臨床では，伝染性(水疱性)膿痂疹や虫刺症，ヘルペスウイルス感染症など common disease の方が遭遇する機会は多いはずです．そこで今回は，水疱症だけでなく common disease も含めて，普段疑問に思っていたことや，読者が興味を持つであろう事項について，読んで楽しく日常診療に役立つ内容を企画しました．

伝染性(水疱性)膿痂疹を取り上げた理由は，私自身，抗生物質全身投与の基準やゲンタマイシン軟膏の適否など，一抹の疑問や曖昧さを感じながら診療していたためです．自信を持って治療するために必要な実践的な知識について，馬場直子先生に紹介して頂きました．水疱を生じる感染性皮膚疾患の筆頭であるヘルペスウイルス感染症は，近年，様々な抗ウイルス薬が使用可能となりました．診断法と治療法の最新の知見を山本剛伸先生に解説して頂きました．ところで今回，虫刺症を取り上げた理由は，皮膚症状を引き起こす虫の研究をライフワークにされている特別な皮膚科医の眼には，虫刺症で生じる水疱がどの様に見えているか知りたいと思ったからです．水疱の特徴から原因となった虫を予想出来るか，宮内俊次先生にリクエストさせて頂きました．

自己免疫性水疱症は，近年，病態解明と新規治療法の開発が飛躍的に進んでいる皮膚疾患です．天疱瘡と水疱性類天疱瘡，粘膜類天疱瘡の病態と治療法の up to date を，それぞれ栗原佑一先生と氏家英之先生に，最近報告例が増えている DPP-4 阻害薬やバンコマイシン内服中に発症する薬剤関連自己免疫性水疱症について，山上 淳先生に最新知見を紹介して頂きました．また，天疱瘡はデスモグレイン 1・3 を標的とする自己抗体によって発症する疾患ですが，デスモグレイン以外の分子が標的となる亜型も存在します．この様な疾患群について，古賀浩嗣先生に概説して頂きました．ところで，初診時には自己免疫性水疱症を考えたものの，診断確定に至らない症例に遭遇した際，専門家はどの様に考え，どの様に治療するでしょうか？大日輝記先生に，具体例を交え紹介して頂きました．また，自己免疫性水疱症は免疫抑制剤の全身投与を要する症例が多く，副作用や予期せぬイベント等で難渋する症例も少なくありません．治療介入時の注意点について，谷川瑛子先生に解説して頂きました．

遺伝性疾患である表皮水疱症は，実際に遭遇し治療に関わる機会は少ないかもしれません．しかし，いざ主治医として診療に携わることになると，創傷処置だけでなく，公的援助や患者会など様々な情報を必要とします．これら臨床に役立つ最新の知見を，新熊 悟先生に紹介して頂きました．

ご多忙のなかご執筆頂いた各先生方に感謝と御礼を申し上げるとともに，本企画が多くの皮膚科診療に携わる先生方のお役に立てば幸いです．

2020 年 1 月

西江 渉

KEY WORDS INDEX

和　文

あ，か行

遺伝子検査　70
院内感染型メチシリン耐性黄色ブ
　　ドウ球菌　1
ガイドライン　29
痂皮性膿痂疹　1
Grover 病　63
蛍光抗体法　29
毛虫皮膚炎　79
後天性表皮水疱症　29
抗ラミニンγ1 類天疱瘡　29

さ行

自己抗体　45
市中感染型メチシリン耐性黄色ブ
　　ドウ球菌　1
診断　21，45
水痘　10
水痘・帯状疱疹ウイルス　10
水疱性膿痂疹　1
水疱性皮膚炎　79
水疱性類天疱瘡　38
ステロイド　53
ステロイド治療　21
線状 IgA 水疱性皮膚症　38
線状皮膚炎　79

た行

帯状疱疹　10
単純ヘルペスウイルス　10
単純疱疹　10
虫刺症　79
治療　70
治療目標　53
DPP-4 阻害薬　38
デスモグレイン　63
デスモコリン　45
天疱瘡　21，45，63
糖尿病性水疱　63

な，は行

ノミ刺症　79

バンコマイシン　38
非デスモグレイン　45
皮膚生検　21
病勢評価　53
表皮下水疱症　29
表皮水疱症　70
表皮水疱症友の会　70
日和見感染症　53
浮腫　63

ま，や，ら行

免疫蛍光染色抗原マッピング　70
薬剤誘発性自己免疫性水疱症　38
リツキシマブ治療　21
類天疱瘡　63

欧　文

A，B

anti-laminin γ1 pemphigoid　29
autoantibody　45
BP180　29
bullosis diabeticorum　63
bullous impetigo　1
bullous pemphigoid　38

C

caterpillar dermatitis　79
community-associated MRSA；
　　CA-MRSA　1
corticosteroid　53
corticosteroid therapy　21

D

DebRA Japan　70
dermatitis bullosa　79
dermatitis linearis　79
desmocollin　45
desmoglein　63
diagnosis　21，45
DPP-4 inhibitor　38
drug-induced autoimmune bul-
　　lous disease　38

E，F

edema　63
epidermolysis bullosa　70
epidermolysis bullosa acquisita
　　29
evaluate disease activity　53
flea bite　79

G，H

gene analysis　70
Grover's disease　63
guideline　29
herpes simplex　10
herpes zoster　10
hospital-associated MRSA；HA-
　　MASA　1
HSV　10

I，L，N

immunofluorescence　29
immunofluorescence antigen
　　mapping　70
impetigo bullosa　1
impetigo crustosa　1
insect bite　79
linear IgA bullous dermatosis
　　38
non desmoglein　45

O，P，R，S

opportunistic infection　53
pemphigoid　63
pemphigus　21，45，63
rituximab therapy　21
skin biopsy　21
subepidermal blistering diseases
　　29

T，V

therapeutic target　53
therapy　70
vancomycin　38
varicella　10
VZV　10

WRITERS FILE
ライターズファイル
(50音順)

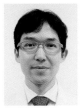

氏家　英之
（うじいえ　ひでゆき）

2002年	北海道大学卒業 同大学皮膚科入局
2005年	独立行政法人国立病院機構北海道がんセンター皮膚科
2010年	北海道大学大学院修了 同大学皮膚科，助教
2012年	米国 NIH 免疫学研究室留学
2014年	北海道大学皮膚科，助教
2016年	同，講師

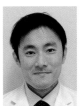

新熊　悟
（しんくま　さとる）

2004年	奈良県立医科大学卒業 同大学付属病院，初期臨床研修医
2006年	北海道大学病院皮膚科，後期研修医
2007年	JR札幌病院皮膚科，医員
2011年	北海道大学医学研究科博士課程修了 同大学皮膚科，助教
2012年	コロンビア大学皮膚科，博士研究員
2014年	北海道大学皮膚科，特任助教
2017年	新潟大学皮膚科，准教授

馬場　直子
（ばば　なおこ）

1983年	滋賀医科大学卒業 横浜市立大学医学部病院ローテート研修
1985年	同大学皮膚科入局
1986年	横須賀共済病院皮膚科
1988年	横浜市立大学皮膚科
1991年	同，助手
1993年	同，講師
1994年	神奈川県立こども医療センター皮膚科，医長
2003年	同，部長
2015年	横浜市立大学皮膚科，臨床教授（兼任）

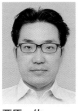

栗原　佑一
（くりはら　ゆういち）

2007年	東海大学卒業 慶應初期研修医プログラム
2009年	慶應義塾大学皮膚科学教室入局
2010年	北里研究所病院皮膚科
2011年	川崎市立川崎病院皮膚科
2014年	慶應義塾大学皮膚科，助教
2018年	平塚市民病院皮膚科，医長

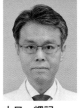

大日　輝記
（だいにち　てるき）

1996年	徳島大学卒業
2001年	同大学大学院医学研究科修了（寄生虫学） 九州大学皮膚科入局
2007年	久留米大学皮膚科学，講師
2009年	コロンビア大学微生物学免疫学，博士研究員
2013年	京都大学大学院皮膚科学，講師
2019年	同，准教授

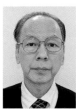

宮内　俊次
（みやうち　しゅんじ）

1979年	愛媛大学卒業
1983年	同大学皮膚科修了 同大学医学部附属病院，助手
1985年	米国ミシガン州ウェイン州立大学，留学
1988年	愛媛大学医学部附属病院，講師
1992年	市立宇和島病院皮膚科，科長
1995年	愛媛大学皮膚科，助教授
1997年	宮内皮フ科クリニック，院長

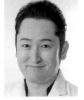

古賀　浩嗣
（こが　ひろし）

2005年	久留米大学卒業 九州医療センター，研修医
2007年	久留米大学皮膚科学教室，助教
2009年	同大学大学院医学研究科
2013年	同大学大学院卒業（医学博士） ドイツリューベック大学皮膚科留学，Postdoctoral fellow
2015年	久留米大学皮膚科学教室，助教
2018年	同，講師

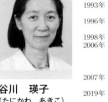

谷川　瑛子
（たにかわ　あきこ）

1986年	慶應義塾大学卒業 同大学皮膚科入局
1991年	同，助手
1993年	清水市立病院皮膚科，医長
1996年	慶應義塾大学皮膚科，助手
1998年	同，専任講師
2006年	英国ロンドン大学 Lupus research unit，米国ペンシルバニア大学留学
2007年	慶應義塾大学皮膚科，専任講師
2019年	同，准教授

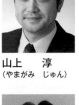

山上　淳
（やまがみ　じゅん）

1998年	慶應義塾大学卒業 同大学皮膚科，研修医
2000年	静岡市立清水病院皮膚科，医員
2003年	慶應義塾大学皮膚科，助手
2007年	ペンシルバニア大学皮膚科，訪問研究員
2010年	慶應義塾大学皮膚科，助教
2014年	同，専任講師

西江　渉
（にしえ　わたる）

1995年	弘前大学卒業 勤医協中央病院内科，研修医
1998年	同，皮膚科医
2002年	北海道大学病院皮膚科，医員
2007年	同大学皮膚科，助教
2008年	フライブルグ大学皮膚科，博士研究員
2010年	北海道大学皮膚科，助教 同大学院皮膚科，講師
2015年	同大学大学院医学研究科皮膚科，准教授
2017年	フライブルグ大学医学部皮膚科，客員研究員 北海道大学大学院医学研究院皮膚科学，准教授 （所属機関の名称変更）

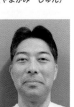

山本　剛伸
（やまもと　たけのぶ）

1999年	山梨医科大学卒業 岡山大学皮膚科入局
2002年	高知医科大学微生物学教室（国内留学）
2005年	笠岡第一病院皮膚科，医長
2007年	岡山大学大学院修了
2008年	米国 National Institutes of Health 留学
2010年	国立療養所長島愛生園皮膚科，医長
2011年	川崎医科大学皮膚科学，講師 同大学附属川崎病院皮膚科，医長
2013年	同，講師 同大学附属病院皮膚科，医長
2018年	同，講師 同大学総合医療センター皮膚科，医長
2019年	同，准教授/副部長

1 水疱を生じる皮膚の細菌感染症—伝染性膿痂疹— ………… 馬場　直子

> 伝染性膿痂疹の治療は，病変が限局していれば抗菌外用薬だけでも可能であるが，病変が広範囲であったり，アトピー性皮膚炎に合併している場合は，薬剤耐性を考慮した適切な抗菌内服薬を選択する．

10 ヘルペスウイルス感染症 ……………………………………… 山本　剛伸

> HSV/VZV 感染により水疱を形成するが，多彩な臨床像を呈する．確定診断後，抗ウイルス薬の全身投与を行うが，薬剤の特性を踏まえたうえで選択する必要がある．

21 尋常性天疱瘡と落葉状天疱瘡 …………………………………… 栗原　佑一

> 本稿では天疱瘡の臨床，診断，治療について簡潔にまとめた．臨床から本疾患を疑うことと適切な診断が重要であり，その一助となるべく「雪だるま式皮膚生検」を供覧する．

29 水疱性類天疱瘡と粘膜類天疱瘡 ………………………………… 氏家　英之

> 水疱性類天疱瘡と粘膜類天疱瘡の診断，鑑別方法，治療，および治療前のスクリーニング検査について，コツと注意点を交えて概説した．

38 薬剤によって誘発される自己免疫性水疱症 …………………… 山上　淳

> DPP-4 阻害薬に関連した水疱性類天疱瘡とバンコマイシンによって誘発される線状 IgA 水疱性皮膚症について，最新の情報をアップデートする．

45 デスモグレイン以外の抗原が標的となる天疱瘡群 ………… 古賀　浩嗣

> デスモグレインは代表的な自己抗原だが，それ以外の抗原もデスモコリンなど，様々なものが報告されている．デスモグレイン抗体以外の種類，その特徴について解説する．

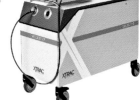

水疱をどう診る？どう治す？

◆編集企画／北海道大学准教授　西江　渉　　◆編集主幹／照井　正　　大山　学

53 自己免疫性水疱症を治療する際の注意点 ……………………谷川　瑛子

> ステロイドは自己免疫性水疱症治療の中心的な薬剤であり，その副作用は患者の生命予後に影響する．初期治療は必要かつ十分量を投与，一旦開始したら減量中止を常に考慮することが重要である．

63 初診時，自己免疫性水疱症を考えた皮膚疾患 ………………大日　輝記

> 既存の疾患概念で全ての水疱を説明できるわけではない．自己免疫性水疱症の可能性を考えたにもかかわらず診断に至っていない4症例を呈示し共有する．

70 表皮水疱症 ……………………………………………………新熊　悟

> 新生児や乳児期の水疱を生じる疾患の鑑別として表皮水疱症が挙げられる．免疫組織学的検査や遺伝子検査などを用いた診断および治療について概説する．

79 水疱を生じる虫刺症 …………………………………………宮内　俊次

> 水疱を生じる虫刺症として水疱性皮膚炎，線状皮膚炎，手掌の毒針毛型毛虫皮膚炎，ノミ刺症を紹介した．水疱から読み取れる所見と原因虫の生態を対比してみた．

Key Words Index ………………………前付 **4**
Writers File ……………………………前付 **5**
FAX 専用注文書 ………………………**86**
バックナンバー在庫一覧 ………………**87**
掲載広告一覧 ……………………………**88**
Monthly Book Derma. 次号予告 ………**88**

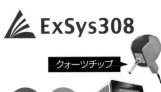
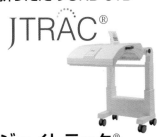

Monthly Book

Ɗerma.

皮膚科医向けオールカラー月刊誌

No.242

皮膚科で診る
感染症のすべて

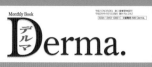

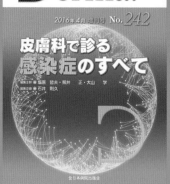

2016年4月 増刊号 | 好 評

編集企画：**石井　則久**
（国立感染症研究所ハンセン病研究センターセンター長）

定価（本体価格 5,400 円＋税）　B5 判　246 ページ

ISBN：978-4-88117-905-5 C3047

皮膚感染症を徹底網羅した増刊号。皮膚科で注視すべき新興・再興感染症や輸入感染症、学校感染症などの最新動向から治療の実際まで、豊富な臨床像を用いて詳説します。

目　次

1. 感染症の最新動向……………………石井　則久
2. 単純ヘルペスウイルス感染症のすべて
　　　　　　　　　　　　　　　　　……石井賢太郎
3. 水痘・帯状疱疹ウイルス感染症のすべて
　　　　　　　　　　　　　　　　　……岡﨑　愛子
4. EB ウイルス感染症のすべて…………山本　剛伸ほか
5. CMV，HHV-6，HHV-7 感染症のすべて
　　　　　　　　　　　　　　　　　……水川　良子
6. いぼウイルス(HPV)感染症のすべて
　　　　　　　　　　　　　　　　　……川瀬　正昭
7. 麻疹・風疹ウイルス感染症のすべて…永田　由子ほか
8. 手足口病とパルボウイルス B19 感染症のすべて
　　　　　　　　　　　　　　　　　……藤山　幹子
9. 忘れてはいけないウイルス感染症……馬場　直子
10. レンサ球菌感染症のすべて…………山﨑　修ほか
11. 黄色ブドウ球菌感染症のすべて………中村　和子
12. 忘れてはいけない細菌感染症…………多田　讓治
13. 梅毒と HIV のすべて………………白井　浩平ほか
14. 結核菌，BCG 菌のすべて…………関根　万里
15. ハンセン病のすべて…………………山口さやかほか
16. ブルーリ潰瘍のすべて………………菅原万理子ほか
17. 非結核性抗酸菌症(NTM 症)のすべて
　　　　　　　　　　　　　　　　　……石田　修一
18. 皮膚糸状菌症(白癬)のすべて…………山田　七子
19. カンジダ症のすべて…………………畑　康樹
20. マラセチア感染症のすべて…………原田　和俊ほか
21. 忘れてはいけない真菌症……………北見　由季
22. 寄生虫症(Creeping eruption(皮膚爬行疹)など)のすべて……………………谷口　裕子
23. 疥癬のすべて…………………………吉住　順子
24. 虫による病気のすべて………………和田　康夫
25. ツツガムシ病，紅斑熱のすべて………山藤栄一郎
26. 顔にできる感染症と常在微生物関連疾患
　　　　　　　　　　　　　　　　　……出来尾　格
27. 急患・重症な感染症のすべて………高河　慎介
28. 人獣共通感染症………………………原　弘之
29. 熱帯皮膚病のすべて…………………村瀬　千晶ほか
30. ウイルス感染症と悪性腫瘍—カポジ肉腫，メルケル細胞癌を中心に—………粟澤　遼子ほか
31. 学校保健，学校感染症と皮膚科医……大川　司

 （株）全日本病院出版会　HP：www.zenniti.com

〒 113-0033　東京都文京区本郷 3-16-4　　電話(03)5689-5989　　FAX(03)5689-8030

MB Derma, 292：1-9, 2020.

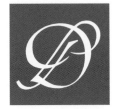

◆特集／水疱をどう診る？どう治す？
水疱を生じる皮膚の細菌感染症—伝染性膿痂疹—

馬場直子*

Key words：水疱性膿痂疹(bullous impetigo/impetigo bullosa)，痂皮性膿痂疹(impetigo crustosa)，市中感染型メチシリン耐性黄色ブドウ球菌(community-associated MRSA；CA-MRSA)，院内感染型メチシリン耐性黄色ブドウ球菌(hospital-associated MRSA：HA-MRSA)

Abstract 伝染性膿痂疹は「とびひ」とも呼ばれ，黄色ブドウ球菌によって生じる水疱性膿痂疹とレンサ球菌によって生じる痂皮性膿痂疹の2種類のタイプがあり，これらの混合感染も多い．
治療は病変部位が限局していれば抗菌外用薬だけでも可能であるが，病変が広範囲であったり，急激に拡大中であったり，中等症以上のアトピー性皮膚炎に合併しているような場合は，経口抗菌薬の選択となる．外用療法は耐性菌の少ないナジフロキサシンと，滲出液を吸収し保護する亜鉛華軟膏の重層が効果的である．起因菌がMSSAであれば，セフェム系やマクロライド系・ペネム系抗菌薬などで治るが，CA-MRSAの場合はセフェム系薬に耐性のことが多く，ホスミシン，ミノマイシン，ファロペネムなどを年齢や症状に応じて併用する．

疫　学

本邦における統計で最も新しく多くの症例の患者背景や分離菌，薬剤耐性などを分析した報告として，田中，和田ら[1]の伝染性膿痂疹333例，2005〜2017年の13年間のデータが有用である．それによると，男女比は56％：44％とやや男児に多く，年齢分布は3〜4歳を中心に0〜7歳までが80％を占め，小学校高学年になると患者はほとんどみられなかった(図1)．月別の患者数は6〜10月，特に7，8月の夏季に多かった(図2)．原因菌は黄色ブドウ球菌313例(94％)，レンサ球菌5例(2％)で，黄色ブドウ球菌の内訳はMSSA 223例(71％)，MRSA 90例(29％)であった．少し古くなるが，筆者のいる神奈川県立こども医療センターでの2008〜2012年の5年間に経験した111例の伝染性膿痂疹の分析では，男女比59％：41％，

年齢分布は生後5か月〜15歳，平均3歳4か月，アトピー性皮膚炎(AD)に合併した例が70％を占めていた(表1)．原因菌は100％黄色ブドウ球菌が検出され，レンサ球菌は7例(6％)検出されたが，すべて単独ではなく黄色ブドウ球菌との混合感染であった．

症　状

1．水疱性膿痂疹

とびひと呼ばれているもののほとんどはこのタイプで，黄色ブドウ球菌によって引き起こされる．始めは透明な水疱ができ，みるみる拡大し，中が濁って膿疱となり，すぐに破れて周囲および遠隔地に新しい水疱を次々と作る(図3, 4)．水疱が破れてびらんとなった部位は乾燥し，やがて薄い痂皮となる．痂皮が全て取れて上皮化すれば，治癒と判断する．通常，瘢痕を残さずに治癒する．
水疱が生じる理由は，黄色ブドウ球菌が表皮の浅い層に侵入して増殖し，表皮剝脱毒素(exfoliative toxin)を産生し表皮細胞間の接着を剝がすた

* Naoko BABA，〒232-8555 横浜市南区六ツ川
2-138-4 地方独立行政法人神奈川県立病院機構神奈川県立こども医療センター皮膚科，部長

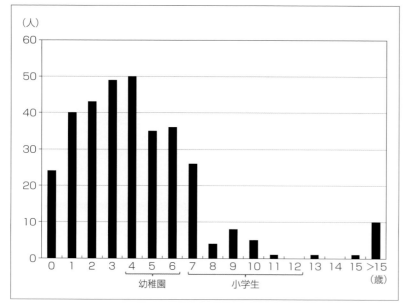

図 1.
伝染性膿痂疹の年齢別分布
（文献 1 より引用）

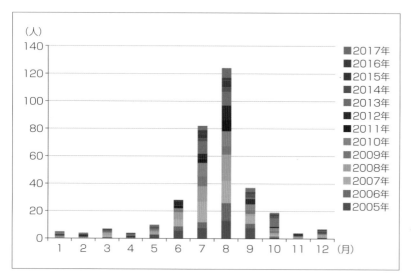

図 2.
伝染性膿痂疹の月別分布
（文献 1 より引用）

表 1. 神奈川県立こども医療センターに
おける 5 年間（2008～2012 年）の伝染
性膿痂疹 111 例の背景

総症例数		111 例	
性別	男児	66 例	
	女児	45 例	
平均年齢		3 歳 4 か月（5 か月～15 歳）	
アトピー性皮膚炎の合併			
あり	78 例	重症	50 例
		中等症	23 例
		軽症	5 例
なし	33 例		
抗菌薬による前治療			
あり	34 例		
なし	77 例		

めである．

　顔や手足などの露出部に始まることが多く，特に鼻や耳の孔をいじっていて，鼻腔や外耳道にいた常在菌が表皮内に入りこみ初感染巣を作ることが，幼小児には多い（図 5，6）．鼻前庭や外耳道付近を触った指で，虫刺されや汗疹を掻き壊し，病巣を拡大させることもしばしばある．

　水疱性膿痂疹の場合は，発熱やリンパ節腫脹などの全身症状はほとんど伴わない．

2．痂皮性膿痂疹

　A 群 β 溶血性レンサ球菌を中心とするレンサ球菌によって発症し，レンサ球菌性膿痂疹とも呼ばれる．実際には，純粋にレンサ球菌だけによる膿

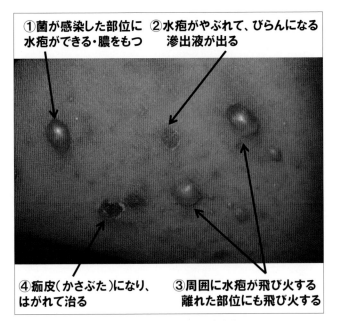

①菌が感染した部位に　②水疱がやぶれて、びらんになる
水疱ができる・膿をもつ　　滲出液が出る

④痂皮（かさぶた）になり、　③周囲に水疱が飛び火する
はがれて治る　　　　　　　離れた部位にも飛び火する

図 3. 水疱性膿痂疹の臨床像

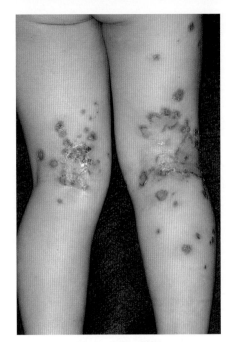

図 4. 3歳，男児
水疱性膿痂疹．水疱，びらんが遠隔地にも
拡大している．

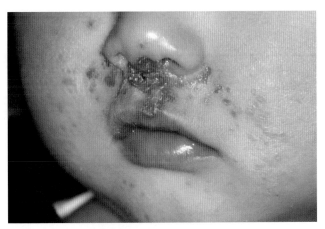

図 5. 1歳，女児
鼻前庭から始まった伝染性膿痂疹

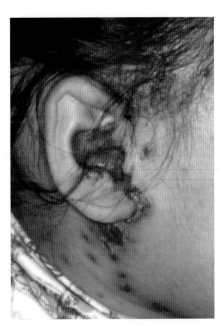

図 6. 2歳，女児
外耳道付近から始まった伝染性膿痂疹

痂疹は少なく，ほとんどが黄色ブドウ球菌との混合感染である．

　レンサ球菌性（痂皮性）膿痂疹では，水疱を作ることなく，周囲に紅暈を伴う膿疱が一気に多発し（図7），後に厚い痂皮を作る特徴がある．また，

痂皮性膿痂疹は幼小児のみならず成人にも生じ，夏季のみでなく冬季でも発症する．発熱，リンパ節腫脹，咽頭発赤，咽頭痛などの全身症状を伴い，検査所見で白血球増加，CRP上昇などの感染症特有の異常がみられる．6歳以下の小児では腎炎を

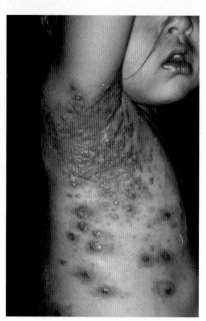

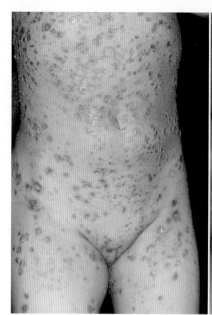

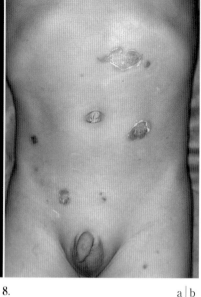

図 7. 2歳，女児
レンサ球菌性膿痂疹

図 8.　　　　　　　　　　　　　　　　　a | b
アトピー性皮膚炎に合併した伝染性膿痂疹(a)と，
合併のないもの(b)

合併する可能性があるので，尿検査をするなどの注意が必要である．

　当科では AD に合併した伝染性膿痂疹が約 70% を占めていたが，AD 合併例は，非合併例に比べて重症化しやすく，治癒までに要する日数が長い傾向がみられた．図 8 に，AD 合併例と非合併例の臨床像を示す．AD 合併例で皮疹のコントロールが悪いと，皮膚表面の黄色ブドウ球菌が増え，バリア機能が悪いため表皮内に感染しやすく，またドライスキンや湿疹病変があるため常に痒みがあり，掻破が習慣的になっているため，感染症を起こしてもすぐに掻き広げてしまうためと考えられる．

診断および起因菌検査

　典型的な臨床症状で伝染性膿痂疹の診断だけなら可能であるが，近年起因菌として MRSA の割合が高くなっているという報告が多く，後に抗菌薬が効かなかった場合のためにも細菌培養検査が必要であると考える．初診時に，水疱・膿疱内容，およびびらん部などから採取した検体で，細菌同定検査と同時に薬剤感受性検査を行い，抗菌薬の感受性を調べておくと後の治療に役立つ（薬剤耐性菌が検出された場合に，耐性のない抗菌薬に変更する）．

　伝染性膿痂疹の起因菌に占める MRSA の割合は，少ない報告では延山ら（埼玉県）の 75 例中 12 例（16%），多い報告では國之ら（大阪府）の 122 例中 66 例（54%）と，報告により差が大きく，平均的には約 20～30% を占めていた．最近 13 年間の田中らの報告[1]によると，333 例中 90 例が MRSA で 27% を占めていた（表 2）．当科における 2008～2012 年の 5 年間での経験では，106 検体中 31 例で 29% を占めていた（図 9）．

　MRSA には院内感染型の HA-MRSA（hospital-associated MRSA）と，市中感染型の CA-MRSA（community-associated MRSA）があるが，この二者は薬剤の感受性あるいは耐性が大きく異なる．通常 HA-MRSA は多剤耐性であり，CA-MRSA は β-ラクタム薬には耐性となっていることが多いが，それ以外の抗菌薬にはほぼ感受性が保たれている．細菌学的検査では，SCCmec 遺伝子を調べて，I，II，III 型は HA-MRSA，IV，V 型は CA-MRSA と定義しているが，このような菌の遺伝子検査は専門的施設でのみ可能で一般的には行えない．しかしこれまでのところ，伝染性

表 2. 伝染性膿痂疹 318 検体の薬剤感受性（%）（文献 1 より引用）

	ペニシリン系				セフェム系 経口		セフェム系注射						
	PCG	ABPC	CVA AMPC	SBT ABPC	CFDN	CDTR	CEZ	CTM	CTX	CPR	CFPM	CZOP	FMOX
溶連菌(n=5)	100	100	100	100	100	100	100	100	100	100	100	100	100
MSSA(n=223)	27	26.6	100	100	100	100	100	100	100	100	100	100	100
MRSA(n=90)	0	0	0	0	0	0	0	0	0	0	0	0	0

	カルバペネム		マクロライド・リンコマイシン			アミノグリコシド		ホスホマイシン	テトラサイクリン系	キノロン系	サルファ剤	クロラムフェニコール	グリコペプチド	
	IPM	MEPM	EM	CAM	CLDM	GM	ABK	FOM	MINO	LVFX	ST	CP	TEIC	VCM
溶連菌(n=5)	100	100	100	100	100	100	100	100	100	100	100	100	100	100
MSSA(n=223)	100	100	43.7	38.5	34.7	16.4	99.4	97.2	100	100	100	99.5	100	100
MRSA(n=90)	0	0	25.6	22.6	37.8	4.44	91.1	69.4	98.9	98.9	100	100	100	100

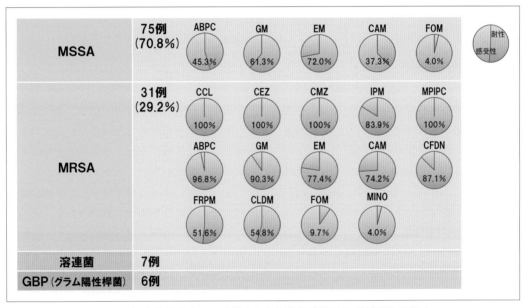

図 9. 伝染性膿痂疹から分離された細菌培養結果と薬剤耐性率（%）
（神奈川県立こども医療センター 2008〜2012 年，106 検体）
ABPC：アンピシリン（ビクシリン®），GM：ゲンタマイシン（ゲンタシン®），EM：エリスロマイシン（エリスロシン®），CAM：クラリスロマイシン（クラリス®，クラリシッド®），FOM：ホスホマイシン（ホスミシン®），CCL：セファクロル（ケフラール®），CEZ：セファゾリン（セファメジン®），CMZ：セフメタゾール（セフメタゾン®），IPM：イミペネム（チエナム®），MPIPC：ピペラシリンナトリウム（ペントシリン®），CFDN：セフジニル（セフゾン®），FRPM：ファロペネム（ファロム®），CLDM：クリンダマイシン（ダラシン®），MINO：ミノサイクリン（ミノマイシン®）

膿痂疹などの皮膚軟部組織感染症から分離される菌のほとんどは CA-MRSA である[2]．

田中ら[1]が調べた 318 検体の薬剤感受性結果（表 2，図 10）では，MRSA でも 99% は比較的多くの薬剤に対する感受性がみられたため，CA-MRSA であったのであろうと推測している．MSSA と MRSA の両方で感受性が高かったのは，FOM，MINO，LVFX，ST 合剤であり，MSSA はセフェム系抗菌薬には感受性があり有効であると結論づけている．一方 MRSA では，セフェム系抗菌薬に

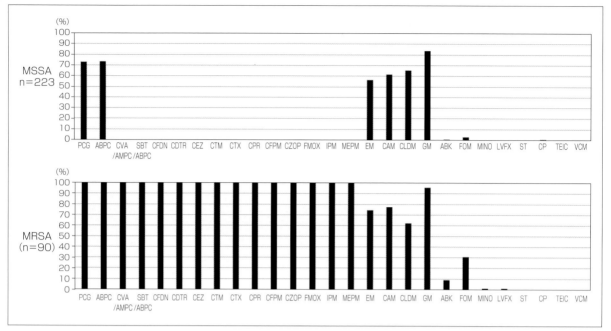

図 10．伝染性膿痂疹における黄色ブドウ球菌の薬剤耐性化率（％）（文献 1 より引用）

100％耐性で効果は期待できないが，ある程度感受性がある薬剤はテトラサイクリン系抗菌薬 MINO，キノロン系抗菌薬 LVFX，ST 合剤，FOM であり，この順に感受性が高く，これらが治療薬の候補となる，と述べている．当科における 111 症例の検討でも，29％を占めた MRSA ではセフェム系抗菌薬には全例耐性であったが，ミノマイシン®，ホスミシン®などには感受性が保たれており，ほぼ同様の結果であった（図 9）．

治 療

先に述べたような本症の好発年齢や臨床的な特徴，および分離菌の種類や薬剤感受性結果を鑑みて，推奨される治療として以下のように考える．

1．病巣がある程度限局（水疱・びらん面積の合計が患児の手掌大以下）していてアトピー性皮膚炎を合併していない場合

薬剤耐性菌を増やさないためにも，抗菌薬の使用は必要最小限にとどめたいという観点から，スキンケアと抗菌外用薬塗布と局所の安静・保護のみで治すことを目指す．

1）1 日 1 回以上のシャワー浴を行う．石鹸をよく泡立て保護者の手に取り，患部も擦らずに泡で丁寧に洗い，37℃以下の温度で水圧を緩くしたシャワーで，石鹸成分を残さないようによく洗い流す．消毒は痛がるし，創傷治癒を妨げる可能性があるので行わない．

2）大きい水疱は針でつぶして，内容液が周囲の皮膚につかないように排出させる．

3）水疱・びらん面にはナジフロキサシン軟膏，またはフシジン酸ナトリウム軟膏を厚めに塗り，ガーゼ・包帯で覆う．厚めに塗っておかないと，時間が経つと滲出液が乾いてガーゼと組織を密着させてしまい，ガーゼを取り去るときに痛がったり，出血したりすることがある．ガーゼを貼ること以上に推奨したいのは，10％または 20％亜鉛華軟膏（サトウザルベ®）をリント布に 2 mm 前後の厚みで均一にのばしたもの，またはボチシート®を重層する（図 11）．亜鉛華軟膏には，滲出液を吸収して乾燥させる効果，保護効果，消炎効果が期待できる．

抗菌外用薬としてゲンタマイシン軟膏は MSSA にも MRSA にもほとんど耐性菌となっているため効果は望めない（図 9，10）．また，ゲンタマイシンやテトラサイクリンの外用薬は，全身療法にも使用することがある抗菌薬なので，耐性

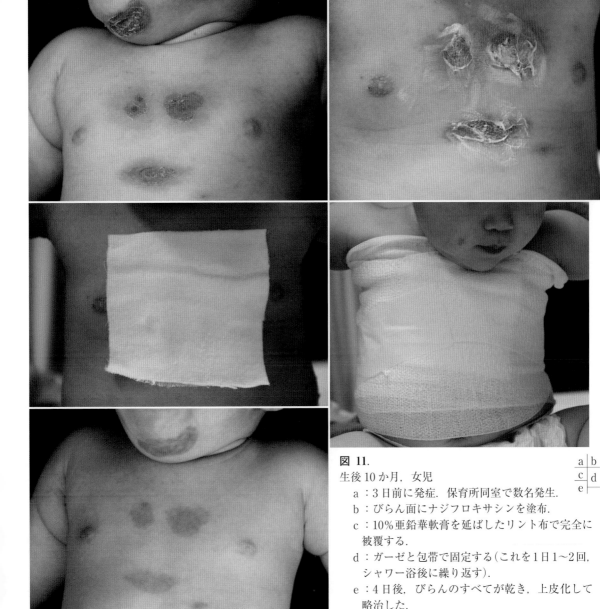

図 11.

生後 10 か月, 女児

a：3 日前に発症. 保育所同室で数名発生.

b：びらん面にナジフロキサシンを塗布.

c：10％亜鉛華軟膏を延ばしたリント布で完全に被覆する.

d：ガーゼと包帯で固定する（これを 1 日 1〜2 回, シャワー浴後に繰り返す）.

e：4 日後, びらんのすべてが乾き, 上皮化して略治した.

菌を増やさないためにも可能な限り使用しないようにしている. フシジン酸軟膏は小児科領域でしばしば使われているが, 耐性菌が増加しているという報告が散見されるため, あまり頻用しないほうが良いと思われる. また海外で使われているムピロシン軟膏（バクトロバン®）は, 国内では鼻腔内の MRSA 保菌者に対して除菌目的に 3 日間の鼻腔内塗布が承認されているのみで, 膿痂疹の皮膚病変に対しては未承認である.

　筆者は, 皮疹が限局している（総面積が患児の手掌大以下）伝染性膿痂疹患者 33 例に対してナジフロキサシン軟膏単独治療（亜鉛華軟膏重層は可とした）を行い, 発赤, 水疱, 膿疱, びらん, 疼痛などの臨床症状の改善度を 7 日目に判定したところ, 治癒 66.7％, 改善 21.2％, やや改善 12.1％, 不変・悪化 0％と, 87％以上の有効性がみられた[3]. 過去の報告を参考にすると, プラセボ投与群では 7〜10 病日に 8〜42％が治癒する疾患である[4]ことを考慮しても有効性があったと考えられた.

2．病巣が広範囲（水疱やびらんの合計面積が患児の手掌大以上）の場合，またはアトピー性皮膚炎を合併している場合

外用療法のみではすぐに治癒に導けず，また搔破により病巣を拡大させてしまう可能性があるため，迷わず抗菌薬を内服する．

1）局所療法は1．と同じ．ただし，アトピー性皮膚炎の湿疹部やドライスキンがあれば，そこにはステロイド外用薬を塗り，膿痂疹部には抗菌外用薬を塗る．いずれも亜鉛華軟膏を重層するとより効果が高まる．

2）抗菌薬の内服治療

水疱性膿痂疹の場合は黄色ブドウ球菌がターゲットとなり，セフェム系やマクロライド系・ペネム系抗菌薬などを処方する．

通常は4～5日内服し，まだ水疱の新生がある，またはびらんが残っているようなら，さらに2～3日続ける．

痂皮となっている場合も，まだ痂皮の下に菌が残っており，内服をやめると再発しやすく，痂皮が取れるまで内服したほうが良い．

抗菌薬を内服してから3～4日経過しても，軽快していない，もしくは悪化している場合は，通常の抗菌薬が効きにくいMRSAの可能性がある（図9，10）．薬剤感受性検査の結果をみて，耐性がない抗菌薬に変更する．7歳以下ならホスミシン®，8歳以上ならミノマイシン®を処方する．永久歯が生え揃っていない7歳以下で内服すると，ミノマイシン®内服によって歯や骨に色素沈着をきたす恐れがある．ホスミシンは一部のMRSAで耐性菌があるため，ホスミシンが効かなかった場合にのみ，歯の色素沈着の可能性を説明して了解が得られた場合に限って使用する．他にMRSAでもファロム®の効く例がある．ニューキノロン系抗菌内服薬も耐性菌は少ないが，骨成長障害の副作用があり，16歳未満には使いづらい．その他にクリンダマイシンが海外では推奨されているが，我が国では耐性菌が多く（図9，10），ファロペネムのほうがCA-MRSAに有効なことが多い[5]．また

ST合剤が有効であるといわれているものの，我が国では皮膚軟部組織感染症に対しては未承認である．

痂皮性膿痂疹の場合は，レンサ球菌をターゲットとしたペニシリン系抗菌薬が適応となる．しかし，黄色ブドウ球菌との混合感染がほとんどであるため，どちらにも効果が高いβラクタマーゼ阻害剤配合薬，新経口セフェム薬，ペネム薬などを処方する．腎炎の併発を予防するために，10～14日間内服を続ける．

ADに合併していて，痒みが強い場合は抗ヒスタミン薬を併用し，できる限り痒みを抑え膿痂疹を搔き広げないようにする．

保護者への指導

保護者へ日常生活上の注意点を指導することは，治療と並行して重要である．

とびひの面積がそれほど広くなくて，患部が完全に覆われていれば，登園は禁止しなくてもよいが，プールや水遊び，外で汗をかく遊びは禁止する[6]．

リント布（ボチシート）とガーゼ・包帯で患部を完全に覆うことによって，滲出液を吸収して早く乾燥させ，搔くことを防ぎ，他の子どもにうつさないなどの利点が得られる．

病巣の面積が広く，完全に被うことができない場合は，活動により汗をかいて悪化する恐れもあり，他の子どもにうつす可能性もあるので，登園を禁止する．

予　防

予防のためには，ADが基礎疾患にある患児は特に皮膚のバリア機能が弱く，容易に細菌が表皮内へ侵入しとびひを発症しやすいため，乾燥肌を保湿し保護するスキンケアを行い，搔き壊しや湿疹病変を放置せずすぐに治療し，バリア機能を補強しておくことが大切である．また，痒みを抑えるために，抗ヒスタミン薬の内服を併用しておくことも補助的に効果がある．虫刺されやあせも，

外傷などを掻き壊した部位に細菌感染を生じて伝染性膿痂疹を発症することも多い．軽い皮膚トラブルでも，放置せずに治療して短期間で治すように心がける．

夏季は特に汗をかいたらすぐシャワーでさっと汗を流したり，こまめに着替えをして，常に皮膚を清潔に保つように心がけることが予防につながる．

小児の爪の中，鼻粘膜に黄色ブドウ球菌が常在することがあるので，爪は常に短く切り，鼻をよくかませる，うがい・手洗いの励行も大切である．

兄弟がとびひになったら，一緒に入浴したり水遊びをすることはやめさせ，患部は完全に被って，直接触れないように注意する．

文 献

1) 田中麗子，和田康夫：過去13年間の当院におけ
   る伝染性膿痂疹333例の統計学的検討．皮膚病診
   療，**41**：482-487，2019.
2) MRSA 感染症の治療ガイドライン作成委員会：
   MRSA 感染症の治療ガイドライン 改訂版2017.
   感染症誌，**91**：278-347，2017.
3) 馬場直子：伝染性膿痂疹のベスト局所処置は？
   WHAT'S NEW in 皮膚科学 2014-2015(宮地良樹
   編)，メディカルレビュー社，pp. 108-109, 2014.
4) 尾内一信：難治化する皮膚感染症とその対策．日
   小皮会誌，**31**：7-13，2012.
5) 渡辺晋一：皮膚軟部組織感染症．1. 皮膚科領域.
   MRSA 感染症の治療ガイドライン(MRSA 感染症
   の治療ガイドライン作成委員会編)，日本化学療
   法学会・感染症学会，pp. 33-39，2013.
6) 池田政身：あたらしい学校保健皮膚科マニュアル
   (馬場直子編)，診断と治療社，pp. 102-103, 2010.

MB Derma, 292：10-19, 2020.

◆特集／水疱をどう診る？どう治す？

ヘルペスウイルス感染症

山本剛伸*

Key words：単純ヘルペスウイルス(HSV)，水痘・帯状疱疹ウイルス(VZV)，単純疱疹(herpes simplex)，水痘(varicella)，帯状疱疹(herpes zoster)

Abstract　水疱を形成するヘルペスウイルス感染症は，単純疱疹，口唇ヘルペス，性器ヘルペス，カポジ水痘様発疹症を代表とする単純ヘルペスウイルスと，水痘，帯状疱疹，Ramsay-Hunt 症候群を代表とする水痘・帯状疱疹ウイルスによるものがある．両者は日常診療で頻繁に遭遇し，ヘルペスウイルス科に属し，診断，治療法も同じであるが，再発頻度，薬剤投与量は異なるため，区別は重要である．典型的な小水疱，分布により視診で診断できる例が多いが，免疫状態によって病態が変化し，多彩な臨床像のため，ヘルペスウイルス感染症を疑った時は，様々な検査により診断を行う．いずれも抗ヘルペスウイルス薬全身投与による治療が主体であるが，疾患により選択できる薬剤は限られる．アシクロビルなど核酸類似体に属する抗ウイルス薬は，腎で代謝されるため，腎機能の評価を行ったうえで治療開始する．アメナメビル(非核酸類似体)は，併用禁忌・注意薬剤に留意する．

はじめに

　皮膚に水疱を形成するヘルペスウイルスとして単純ヘルペスウイルス(HSV)，水痘・帯状疱疹ウイルス(VZV)感染症がある．初感染に伴う疾患，再活性化に伴う疾患に分類され，様々な疾患が存在する．大半例は視診で診断が可能であるが，多彩な臨床像をもつため，各種検査による診断が必要である例もある．軽症例は自然治癒することも多いが，なかには重症例もあり，合併症を併発する例もしばしば存在する．正確な診断，病態に応じた適切な治療の選択が求められる．

ヘルペスウイルスとは

　一般的に呼称されている「ヘルペスウイルス」は，ヘルペスウイルス科に属するウイルスを指す．2本鎖 DNA を持ち，ウイルス DNA はカプシ

ドと呼ばれる正二十面体構造で覆われている．さらにカプシドは脂質二重膜であるエンベロープに包まれており，この膜の中に多数の糖タンパクが埋まっている．糖タンパクはウイルスの吸着・侵入に重要な役割を果たす．

　初感染の後，潜伏感染し，ウイルスゲノムは体内の特定部位に終生存続する．潜伏感染している細胞を駆逐する治療法は存在しない．潜伏感染しているウイルスはしばしば再活性化する特徴があり，初感染時，再活性化時に様々な疾患を引き起こす．

　ヘルペスウイルス科は，潜伏感染する細胞の性状から，① αヘルペスウイルス亜科(神経細胞に潜伏感染)：HSV-1，HSV-2，VZV，② βヘルペスウイルス亜科(造血幹細胞・単球に潜伏感染)：サイトメガロウイルス(CMV)，ヒトヘルペスウイルス(HHV)-6A/B，HHV-7，③ γヘルペスウイルス亜科(リンパ球に潜伏感染)：Epstein-Barr ウイルス(EBV)，HHV-8 に細分類される．このなかで，HSV-1/2，VZV がケラチノサイトに感染

＊ Takenobu YAMAMOTO，〒700-8505 岡山市北区中山下 2-6-1　川崎医科大学総合医療センター皮膚科，准教授

し，水疱(小水疱)を形成する．これらの臨床像は宿主免疫状態と関連するため，非常に多彩である．

HSV が関与する皮膚疾患(表 1，図 1)

HSV は接触感染により初感染をきたし，HSV-1 は三叉神経節/脊髄後根神経節，HSV-2 は脊髄後根神経節に潜伏感染しやすい．

HSV-1 初感染は不顕性感染であることが多いが，ヘルペス性歯肉口内炎やカポジ水痘様水疱症を引き起こす．HSV-1 の再活性化により発症する疾患として，口唇ヘルペス，角膜ヘルペス，カポジ水痘様発疹症などがある．Sexually transmitted infection(STI)として性器ヘルペス(初感染，再活性化)をきたすこともある．

HSV-2 感染症は STI として扱われることが多い．初感染時には，発熱，リンパ節腫脹，多発潰瘍などの全身症状を伴う性器ヘルペス(初感染初発型)を発症し，再活性化により軽度の局所症状のみ呈する性器ヘルペス(再発型)が有名である．高齢者に発症しやすい性器ヘルペスの特殊型である臀部ヘルペスは，臀部周囲を好発部位とする．性器ヘルペスは，HSV-2 が HSV-1 よりも頻回に再活性化しやすい．このため，性器ヘルペス初感染初発型の場合は，予後を評価するために HSV-1/2 のタイプまで精査することが望ましい(蛍光抗体法のみ保険適用)．

ヘルペス性瘭疽は，手指(特に手爪周囲)の微小外傷部位に HSV が感染したもので，HSV-1/2 両方存在する．指しゃぶりをする乳幼児に好発するが，成人例も稀ではない．医療従事者がヘルペス性瘭疽に罹患した場合は，接触感染による伝染の可能性があるため，対策が必要となる．

重篤な合併症を併発しやすい新生児ヘルペスは，HSV-2 の初感染の例が多いが，HSV-1 によるものもある．

HSV 関連多形紅斑は口唇ヘルペス，性器ヘルペスなどの再活性化の度に，四肢に target lesion をきたしやすい．多形紅斑の病変部に HSV DNA ポリメラーゼ遺伝子/蛋白抗原が検出され，これに

表 1．HSV が関与する疾患

HSV は初感染初発型，非初感染初発型，再発型の 3 つのパターンに分類される．

		HSV-1	HSV-2
	潜伏部位	三叉神経節 (脊髄後根神経節)	脊髄後根神経節
	感染経路	接触感染 (性行為感染)	性行為感染 (接触感染)
主な疾患	初感染初発型	ヘルペス性歯肉口内炎 カポジ水痘様発疹症 性器ヘルペス ヘルペス性瘭疽 新生児ヘルペス	性器ヘルペス ヘルペス性瘭疽 新生児ヘルペス
	非初感染初発型 再発型	口唇ヘルペス カポジ水痘様発疹症 性器ヘルペス	性器ヘルペス 臀部ヘルペス

その他の疾患
眼症状：ヘルペス性角膜炎＞ヘルペス性結膜炎
脳・脊髄：ヘルペス脳炎＞ヘルペス性髄膜炎，Bell 麻痺
仙髄神経根障害：Elsberg 症候群
遅延型過敏反応：HSV 関連多形滲出性紅斑
汎発性 HSV 感染症
造血幹細胞移植後 HSV 感染症

対する活性型 T 細胞が病変部に浸潤することにより発症するとされている[1]．多形紅斑皮疹部には感染性を持つウイルス粒子は存在しない．

VZV が関与する皮膚疾患(表 2，図 2)

VZV は空気感染を介した初感染による水痘と，再活性化による帯状疱疹が有名である．VZV の初感染後は，脊髄後根神経節や三叉神経節，顔面神経膝神経節などに潜伏感染する．VZV が潜伏感染した細胞は，宿主の VZV 特異的細胞性免疫により監視されるが，特異的細胞性免疫の低下により，VZV の再活性化を経て帯状疱疹を発症する[2]．このため，帯状疱疹の重症度は，特異的細胞性免疫の程度と関連する[3]．

2014 年 10 月に水痘ワクチンが定期接種化されてから，水痘患者が激減している．しかし近年，訪日留学生による水痘発症例が増加しており，同一施設内での流行がしばしば問題となっている．水痘未感染者が多い熱帯地域から来日した成人において，水痘発症のリスクは高く，またそのような集団においては水痘流行も比較的生じやすい[4]．

帯状疱疹は 20 年以上継続して増加しており，高

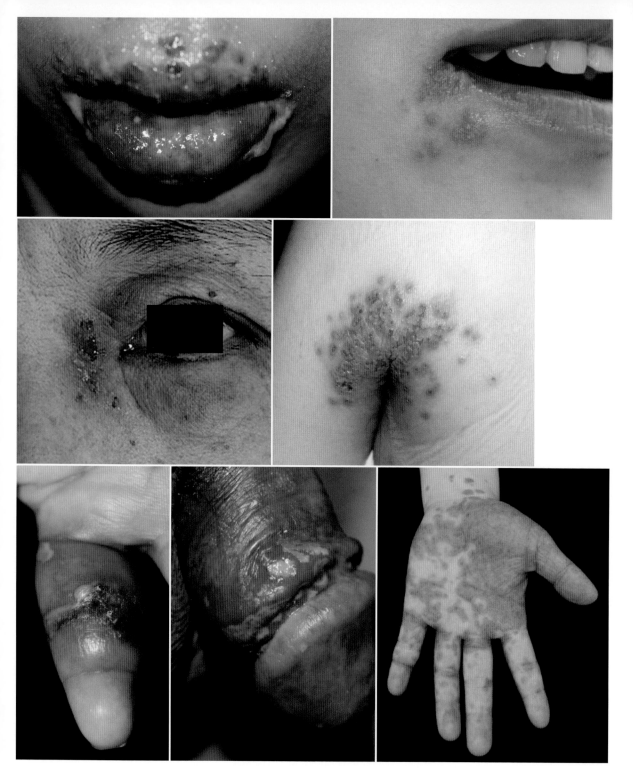

図 1. HSV が関与する疾患

a：ヘルペス性歯肉口内炎　　b：口唇ヘルペス　　c：顔面ヘルペス

d：カポジ水痘様発疹症　　e：ヘルペス性瘭疽

f：性器ヘルペス（初感染初発型）　　g：HSV 関連多形紅斑

a	b
c	d
e	f	g

齢者の増加とともに，近年は中年者の増加が目立
つようになっている．様々な疾患が帯状疱疹のリ
スクを上昇させ，悪性腫瘍（特に血液系疾患）では
2.4倍，全身性エリテマトーデス（SLE）2.1倍，関
節リウマチ1.67倍，糖尿病1.31倍と報告されて
いる[5)6)]．

　Ramsay-Hunt症候群は，顔面神経膝神経節に
潜伏感染したVZVが再活性化した帯状疱疹の一
種であり，外耳道・耳介周囲・口腔内の小水疱，
内耳障害（耳鳴・難聴・めまい），顔面神経麻痺を
三主徴とする．VZVの再活性化により，顔面神経

表 2. VZV が関与する疾患

水痘は空気感染により感染拡大（新規水痘発症）するた
め，隔離が必要である．帯状疱疹は，主に接触感染に
より新規水痘として感染拡大するリスクがある．

	初感染	再活性化
感染経路	空気感染・接触感染	潜伏感染 （脊髄後根神経節， 三叉神経節， 顔面神経膝神経節）
主な疾患	水痘	帯状疱疹 Ramsay-Hunt 症候群 内臓播種性 VZV 感染症

その他の疾患

　眼症状：ヘルペス性角膜炎＜ヘルペス性結膜炎
　脳・脊髄：ヘルペス脳炎＜ヘルペス性髄膜炎
　仙髄神経根障害：Elsberg 症候群
　運動神経障害
　帯状疱疹後の脳梗塞，脳出血
　帯状疱疹後神経痛（PHN）

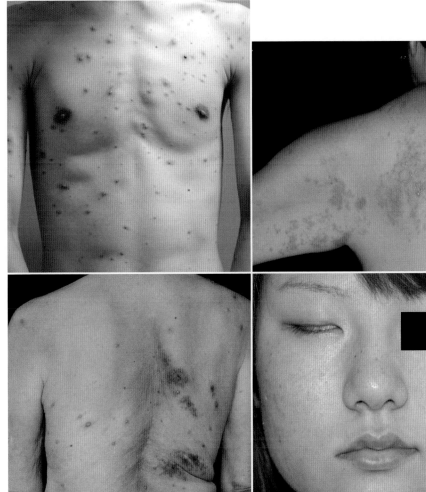

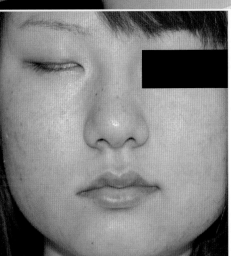

a	b
c	d

図 2. VZV が関与する疾患
a：水痘　　　b：帯状疱疹　　　c：汎発性帯状疱疹
d：Ramsay-Hunt 症候群（右口角の低下，Bell 現象を認める）

に炎症をきたし，腫脹した神経が側頭骨内の顔面神経管の中で相対的に絞扼され，神経内の虚血を引き起こす．このため，Ramsay-Hunt 症候群の治療は，抗ウイルス薬の全身投与とともにステロイド薬の大量投与を行う．

帯状疱疹の予防に，2016 年 3 月に乾燥弱毒生水痘ワクチンが 50 歳以上の者に対して承認された．しかし，生ワクチンであるため，免疫抑制者には禁忌となっている．サブユニットワクチン（VZV gE サブユニットワクチン）が国内でも製造販売承認され，近いうちに上市される予定である．ワクチン接種は 2 回必要であるが，帯状疱疹予防効果は 91.3%と優れている[7]．

HSV/VZV 感染症の診断

小水疱などの病変部よりサンプルを採取し，ウイルス感染を間接的に証明する方法が一般的に行われている．

1．Tzanck test（図 3-a）

小水疱の水疱底，水疱蓋の細胞を用いて，塗抹標本を作製，固定後，Giemsa 染色を行い鏡検する．HSV や VZV がケラチノサイトに感染すると，細胞変性効果により円形の棘融解細胞や多核巨細胞を形成する．これらの細胞を顕微鏡で確認する．感度，特異度ともに優れており，迅速検査として一般診療に頻用されている．痂皮サンプルは検体として適さず，HSV-1/2 と VZV 感染症の区別はできない．

2．蛍光抗体法（直接法）（図 3-b）

小水疱の水疱底，水疱蓋の細胞を用いて，塗抹標本を作製，固定後，蛍光標識した抗 HSV-1/2 抗体または抗 VZV 抗体を反応させ，蛍光顕微鏡で確認する．ウイルス抗原を直接確認する方法であり，HSV-1/2 と VZV 感染症の区別が可能である．保険適用を有しているが，施行できる検査機関は限られる．

3．血清ウイルス抗体検査

HSV/VZV 感染症の血清学的診断は，初感染の場合は EIA 法 IgM 抗体検出（単一血清）が有用で

ある．再活性化の証明に推奨される検査法はない．また，再活性化の場合でも IgM 型抗体が検出される場合がある．

4．イムノクロマト法（図 3-c）

HSV/VZV 抗原を検出する迅速検査法である．水疱内容物またはびらん・潰瘍のぬぐい液（上皮細胞）をサンプルとする．ウイルス抗原を検出する検査であるため，抗ウイルス薬を既に使用中の患者に本検査を行っても陽性とならないことに注意が必要である．現在 3 種類の検出キットが利用可能である．それぞれに保険適用となる疾患が異なる．

a）プライムチェック® HSV

性器ヘルペス診断の補助として用いられる．10～15 分後に判定する．VZV と交差反応は認めないが，HSV-1/2 の区別はできない．診断効率は 89.4%である．

b）チェックメイトヘルペスアイ®

角膜上皮細胞中の HSV 抗原の検出目的で用いられる．15 分後に判定する．VZV と交差反応は認めないが，HSV-1/2 の区別はできない．診断効率は 70.7%である．

c）デルマクイック® VZV

VZV 抗原を検出する目的で用いられる．5～10 分後に判定する．HSV-1/2 と交差反応は認めない．診断効率は 91.1%である．

5．PCR 法（図 3-d）

サンプルより DNA を抽出し，ウイルス特異的プライマーを用いて核酸を増幅させる．目的とするサイズにバンドが検出されたときは陽性と判断する．痂皮，唾液などをサンプルとした場合は，非侵襲的に検査を行うことができる．古い病変でも非常に微量でも検出できる．痂皮などのサンプルによっては，抗ウイルス薬による治療中，治療後であっても解析できる．保険適用外であるが，免疫不全状態の患者に対して，リアルタイム PCR 法による HSV/VZV の測定は 1 回のみ保険適用となっている．

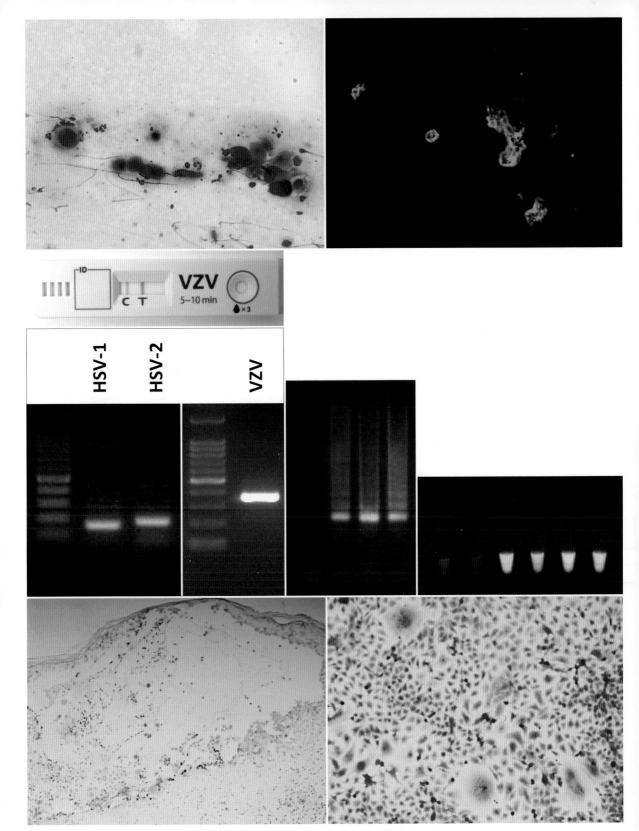

図 3. HSV/VZV 感染症の診断

a	b
c	
d	e
f	g

a：Tzanck test　　b：蛍光抗体法　　c：イムノクロマト法
d：PCR 法　　　e：LAMP 法　　f：免疫組織染色　　g：ウイルス分離

6．LAMP 法(Loop-mediated Isothermal Amplification)法(図 3-e)

サンプルより DNA を抽出し，4 種類のプライマーと鎖置換型 DNA ポリメラーゼを用いて目的遺伝子を等温(60〜65℃)で増幅させる．反応産物を電気泳動しラダーの確認や濁度吸光度・紫外線吸光度を測定することなどにより半定量的に評価する．15 分〜1 時間で結果を得ることができる．保険適用外で，施行できる施設が限られており，実用にはまだ時間がかかる．

7．免疫組織染色(図 3-f)

特異的抗体を用いて病理組織学的にウイルス特異抗原を検出する．病理組織標本中の感染細胞に一致して陽性所見が得られ，原因ウイルスが病態に関与する直接的な証明となる．しかし，皮膚生検が必要で，侵襲を伴う．抗体の種類によって偽陽性，偽陰性がみられる．

8．ウイルス分離(図 3-g)

ウイルス粒子を含むサンプルをウイルス感受性細胞に接種し，ウイルス感染を確認する．検体中のウイルスが少量の場合でも検出できるが，主に疫学調査目的で利用される．特殊な細胞が必要であり，分離同定に数日〜3 週間の時間がかかる．VZV 粒子は不安定なため，検体採取してからすぐに培養細胞に感染させなければ偽陰性になる．保険適用外．

HSV/VZV 感染症の治療

1．治療目的

HSV/VZV 感染症ともに，神経節に潜伏感染しているウイルスを治療することはできないため，初感染/再活性化時にのみ治療適応となる．

a）HSV 感染症

動物モデルでの検討で，初感染後神経節に潜伏感染するウイルス量が多いほど，頻繁に再活性化を起こしやすいという報告がある[8]．つまり，HSV 初感染初発時は，再活性化の頻度を減少させるために，積極的な抗ウイルス薬の全身投与による治療が勧められる．口唇ヘルペス，性器ヘルペスな

どの HSV 再活性化の場合も，他人にうつしてしまう可能性，見た目の問題，違和感や疼痛，跡形が残ることがあることなどより，治療対象となることが多い．

b）VZV 感染症

初感染による水痘では肺炎，脳炎，肝機能障害などを合併することがあり，抗ウイルス薬の全身投与を必要とする場合が多い．再活性化による帯状疱疹では，以下の目的で抗ウイルス薬の全身投与が行われる．① 皮疹拡大の阻止：抗ウイルス薬で皮疹の改善が早くなる[9]，② 合併症の阻止：眼部帯状疱疹は，抗ウイルス薬で治療すると失明などの眼合併症のリスクが下がる[10]，③ ウイルス感染による知覚神経障害の軽減：抗ウイルス薬は神経障害を軽減させ，急性期疼痛を改善させる[11]，抗ウイルス薬(アシクロビル)は帯状疱疹後神経痛への移行を抑制する[12]．

2．抗ウイルス薬(表 3)

HSV 感染症には 4 種類の抗ウイルス薬が，VZV 感染症には 5 種類の抗ウイルス薬が保険適用となっているが，疾患によって使用できる薬剤に制限がある．投与方法は，点滴静注，内服，外用があるが，全身投与を原則とし，外用は補助的に使用するべきである．

作用機序から 2 グループ(核酸類似体，非核酸類似体)に分類され，いずれの薬剤もウイルス DNA の複製を阻害する．アメナメビル(非核酸類似体)は，ウイルス DNA 複製時に二本鎖 DNA を一本鎖にするときに作用するヘリカーゼ・プライマーゼ複合体の酵素活性を阻害することで，DNA 合成を阻害する．核酸類似体(アシクロビル，ペンシクロビル，ビダラビン)は，一本鎖 DNA を鋳型とした DNA 伸長反応を競合的に阻害する．

核酸類似体は腎で代謝されるため，腎機能(クレアチニンクリアランス；Ccr)に応じて，投与量を調節する(表 4)．薬剤血中濃度が上昇すると精神神経症状(意識障害，錯乱，せん妄など)や急性腎障害を引き起こすことがある．腎機能の評価に一般的に用いられる推算糸球体濾過量(eGFR)は

表 3. HSV/VZV 感染症に対する抗ウイルス薬（正常腎機能者に対する用量を示す）

			HSV 感染症		VZV 感染症		
			小 児	成 人	小 児	成 人	
核酸類似体	アシクロビル	点滴静注	5 mg/kg/回 1日3回	5 mg/kg/回 1日3回	5 mg/kg/回 1日3回	5 mg/kg/回 1日3回	
		内服	20 mg/kg/回 (200 mg/回)1日4回 性器ヘルペス再発抑制 20 mg/kg/回 (200 mg/回) 1日4回	200 mg/回 1日5回	20 mg/kg/回 (800 mg/回) 1日4回	800 mg/回 1日5回	経口生物学的利用率 10～20% VZV は帯状疱疹にのみ 保険適用
		外用	1日数回外用	1日数回外用	—	—	
	ビダラビン	点滴静注	—	—	5～10 mg/kg/回 1日1回	5～10 mg/kg/回 1日1回	VZV は帯状疱疹にのみ 保険適用
		外用	1日1～4回外用	1日1～4回外用	1日1～4回外用	1日1～4回外用	VZV は帯状疱疹にのみ 保険適用
	バラシクロビル	内服	25 mg/回(500 mg/回) 1日2 or 3回 性器ヘルペス再発抑制 500 mg/回 1日1回 (40 kg 以上)	500 mg/回 1日2回 性器ヘルペス再発抑制 500 mg/回 1日1回	25 mg/回 (1,000 mg/回) 1日3回	1,000 mg/回 1日3回	生物学的利用率 54.2%
	ファムシクロビル	内服	—	250 mg/回 1日3回 PIT 1,000 mg/回2回	—	500 mg/回 1日3回 (帯状疱疹にのみ 保険適用)	生物学的利用率 77%
非核酸類似体	アメナメビル	内服	—	—	—	400 mg/回 1日1回 (帯状疱疹にのみ 保険適用)	

表 4. 腎機能に応じた成人の帯状疱疹に対する抗ウイルス薬の投与量

アシクロビル点滴静注 (Ccr：mL/min/1.73 m²)		アシクロビル内服 (Ccr：mL/min/1.73 m²)		バラシクロビル内服 (Ccr：mL/min)		ファムシクロビル内服 (Ccr：mL/min)		ビダラビン 点滴静注	アメナメビル 内服
>50	5 mg/kg 1日3回			≧50	1,000 mg/回 1日3回	≧60	500 mg/回 1日3回	5～10 mg/kg 適宜減量	400 mg/回 1日1回 用量調節不要
25～50	5 mg/kg 1日2回	>25	800 mg/回 1日5回	30～49	1,000 mg/回 1日2回	40～59	500 mg/回 1日2回		
10～25	5 mg/kg 1日1回	10～25	800 mg/回 1日3回	10～29	1,000 mg/回 1日1回	20～39	500 mg/回 1日1回		
0～10	2.5 mg/kg 1日1回	0～10	800 mg/回 1日2回	0～10 血液透析	500 mg/回 1日1回 250 mg/回 1日1回	0～19 血液透析	250 mg/回 1日1回 250 mg/回 透析直後		

18 歳以上を対象に血清クレアチニン濃度，年齢，性別から算出されるため，筋肉量の少ない小柄な高齢者や栄養状態不良者は，腎機能を過大推算する危険性がある．

帯状疱疹などで認められる疼痛に対する NSAIDs の使用は，腎血流量低下により，抗ウイルス薬の血中濃度が上昇するリスクがあるため，腎予備能の低い患者には使用を控えるべきである．急性期の疼痛に内服鎮痛薬を使用する場合はアセトアミノフェン（最大 4,000 mg/日）が推奨される．

a）アシクロビル（ACV）

ウイルス感染細胞内においてウイルス由来チミジンキナーゼ（TK）により1リン酸化され，ACV-MP となる．その後，細胞由来 TK により3リン酸化され，ACV-TP がデオキシグアノシン3リン酸（dGTP）を競合的に阻害して DNA 複製を阻止する．ACV はウイルス由来 TK を利用してリン酸化されるため，ウイルス感染細胞内でのみ薬理作用を発揮するため，非感染細胞には影響が少ない．ACV 内服による治療は腸管からの吸収が悪く，有効血中濃度を維持するため，頻回の内服が必要である．

b）バラシクロビル（VACV）

ACV の経口吸収性を改善させるために開発された ACV のプロドラッグである．VACV は経口投与後速やかに消化管より吸収された後，肝初回通過効果により ACV に加水分解される．その後

の薬物動態は前述のACVと同様である．VACVは，ACV内服と皮疹の改善は同等であり，疼痛の改善はVACVのほうが優れている[13]．性器ヘルペスの再発抑制に保険適用を有しており，頻回に再発する場合には有用である．セックスパートナーへの感染を抑制することが証明されているが，完全に阻止されるわけではない[14]．

c）ファムシクロビル（FCV）

消化管で吸収された後，肝でペンシクロビル（PCV）に代謝され，ウイルス感染細胞内においてウイルス由来TKによりリン酸化され，PCV-MPとなる．その後，細胞由来TKにより3リン酸化され，PCV-TPがdGTPを競合的に阻害してDNA伸長反応をブロックする．PCVはACVと同様に，ウイルス感染細胞内でのみPCV-TPとなるため，正常細胞には影響が少ない．*In vitro*の解析で，PCV-TPはACV-TPよりHSV/VZV感染細胞内において長時間にわたりウイルス複製を阻止できる．治療効果はACVと同程度とされている[15]．2019年2月，再発性の単純疱疹に対してPIT（patient initiated therapy）が保険適用となった．この治療法は，単純疱疹再発時に8割程度の患者が小水疱を形成する前に患部の違和感，灼熱感，瘙痒などの前駆症状を認識していることから，①同じ病型の再発を繰り返す，②再発頻度が年3回以上，③初期症状（患部の違和感，灼熱感，瘙痒など）を正確に判断できる，④初期症状発現から6時間以内の4つの要件を満たす場合，FCV 1,000 mg/回を症状出現直後と初回服用後12時間後に内服する服用法である．

d）ビダラビン（Ara-A）

細胞内において細胞由来キナーゼによりリン酸化された活性型Ara-A-TPがデオキシアデノシン3リン酸（dATP）を競合的に阻害してDNA伸長反応をブロックする．Ara-Aはすべての細胞に薬理作用を示すため，他の抗ウイルス薬よりも骨髄機能抑制などをきたしやすい．Ara-AはACVより治療効果が劣る[16]．

e）アメナメビル（AMNV）

核酸類似体とは異なる機序でウイルスDNA複製を阻害する．1日1回400 mgを食後に内服することにより24時間有効血中濃度を維持できる．帯状疱疹に対して，治癒までの期間，疼痛消失までの期間，ウイルス消失までの期間においてVACVと同等の効果がある[17]．AMNVは主に肝で代謝されるため，腎機能に基づく用量調節は不要である．透析患者に対する投与は，臨床試験で透析患者の投与実績がないため，使用を推奨していない．AMNVはCYP3Aで代謝されるため，CYP3A誘導作用により血中濃度の低下をきたすリファンピシンは併用禁忌である．その他，CYP3Aに関連する薬剤は併用注意となっている．帯状疱疹のみの保険適用となっており，HSVには保険適用を有していない．

おわりに

HSV/VZV感染症は，小水疱を形成するような典型例から，大型のびらん/潰瘍，丘疹を形成する非典型例や，皮疹を呈さない帯状疱疹（zoster sine herpete）まで様々存在する．重症度も千差万別である．皮疹をみた場合は常にヘルペスウイルス感染症の可能性を念頭に置き，診療にあたることが重要である．

文　献

1) Ono F, Sharma BK, Smith CC, et al：CD34＋cells in the peripheral blood transport herpes simplex virus DNA fragments to the skin of patients with erythema multiforme（HAEM）. *J Invest Dermatol*, **124**：1215-1224, 2005.
2) Arvin A：Aging, immunity, and the varicella-zoster virus. *N Engl J Med*, **352**：2266-2267, 2005.
3) Asada H, Nagayama K, Okazaki A, et al：An inverse correlation of VZV skin-test reaction, but not antibody, with severity of herpes zoster skin symptoms and zoster-associated pain. *J Dermatol Sci*, **69**：243-249, 2013.

4) 山元　佳：大学や日本語学校での訪日留学生による感染流行事例―水痘症例を中心に．バムサジャーナル，**29**：37-41，2017.

5) Kawai K, Yawn BP：Risk Factors for Herpes Zoster：A Systematic Review and Meta-analysis. *Mayo Clin Proc*, **92**：1806-1821, 2017.

6) Yenikomshian MA, Guignard AP, Haguinet F, et al：The epidemiology of herpes zoster and its complications in Medicare cancer patients. *BMC Infect Dis*, **15**：106, 2015.

7) Cunningham AL, Lal H, Kovac M, et al：Efficacy of the Herpes Zoster Subunit Vaccine in Adults 70 Years of Age or Older. *N Engl J Med*, **375**：1019-1032, 2016.

8) Sawtell NM, Thompson RL, Stanberry LR, et al：Early intervention with high-dose acyclovir treatment during primary herpes simplex virus infection reduces latency and subsequent reactivation in the nervous system *in vivo. J Infect Dis*, **184**：964-971, 2001.

9) Gnann Jr JW, Whitley RJ：Clinical practice. Herpes zoster. *N Engl J Med*, **347**：340-346, 2002.

10) Severson EA, Baratz KH, Hodge DO, et al：Herpes zoster ophthalmicus in olmsted county, Minnesota：have systemic antivirals made a difference? *Arch Ophthalmol*, **121**：386-390, 2003.

11) Whitley RJ, Volpi A, McKendrick M, et al：Management of herpes zoster and post-herpetic neuralgia now and in the future. *J Clin Virol*, **48**（Suppl 1）：S20-28, 2010.

12) Wood MJ, Kay R, Dworkin RH, et al：Oral acyclovir therapy accelerates pain resolution in patients with herpes zoster：a meta-analysis of placebo-controlled trials. *Clin Infect Dis*, **22**：341-347, 1996.

13) Lin WR, Lin HH, Lee SS, et al：Comparative study of the efficacy and safety of valaciclovir versus acyclovir in the treatment of herpes zoster. *J Microbiol Immunol Infect*, **34**：138-142, 2001.

14) Corey L, Wald A, Patel R, et al：Once-daily valacyclovir to reduce the risk of transmission of genital herpes. *N Engl J Med*, **350**：11-20, 2004.

15) Tyring SK, Beutner KR, Tucker BA, et al：Antiviral therapy for herpes zoster：randomized, controlled clinical trial of valacyclovir and famciclovir therapy in immunocompetent patients 50 years and older. *Arch Fam Med*, **9**：863-869, 2000.

16) Shepp DH, Dandliker PS, Meyers JD：Current therapy of varicella zoster virus infection in immunocompromised patients. A comparison of acyclovir and vidarabine. *Am J Med*, **85**：96-98, 1988.

17) Kawashima M, Nemoto O, Honda M, et al：Amenamevir, a novel helicase-primase inhibitor, for treatment of herpes zoster：A randomized, double-blind, valaciclovir-controlled phase 3 study. *J Dermatol*, **44**：1219-1227, 2017.

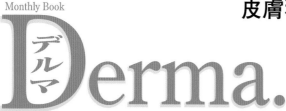

Monthly Book

皮膚科医向けオールカラー月刊誌

No.275

外来でてこずる 皮膚疾患の治療の極意 ―患者の心をつかむための診療術―

2018 年 10 月増大号

好｜評

●編集企画：安部　正敏
（廣仁会札幌皮膚科クリニック院長）
●定価（本体価格 4,800 円＋税）　●B5 判　●152 ページ

患者の心を鷲掴みにし、診療を円滑に
進めるための極意をエキスパートが詳説！
医師の声に耳を貸さない患者や、治療アドヒアランスが低く、なか
なか治癒に導けない患者など、外来でてこずる患者に出くわしたと
きにどう診療を進めるか…患者を納得させるための問診術や、治
療方針の組み立て直し方を、エキスパートが症例を多数提示して
詳説。明日からの診療に役立つ内容が盛りだくさんの一書です。

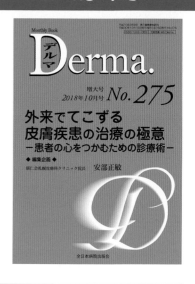

目 次

父兄が邪魔するアトピー性皮膚炎患者への
診察の極意………………………………赤坂季代美ほか
治らないとぼやく痒疹患者への診療の極意 …大原　香子
ハンドクリームなどお構いなしでステロイド
外用薬に頼ろうとする、手湿疹患者への
診療の極意………………………………曽我部陽子
とにかく原因を知りたがる蕁麻疹患者に納得
してもらうための極意……………………千貫　祐子
生物学的製剤に頼らない乾癬診療の極意 …日野　亮介
生活習慣を全く変える気のない掌蹠膿疱症
患者への診療の極意………………………小林　里実
液体窒素では難治な尋常性疣贅患者に
次なる一手を打つための極意……………清水　　晶
病識に乏しい糖尿病性潰瘍患者へのトータル
マネジメントの極意………………………池上　隆太
繰り返す円形脱毛症患者への治療の極意 …野見山朋子
拡大する白斑(vitiligo)を呈する患者を
サポートするための極意…………………大磯　直毅
尋常性痤瘡患者に対する外用薬の使い分け
の極意………………………………………谷岡　未樹

とにかく早く治してほしいという酒皶・脂漏性
皮膚炎患者への診療の極意………………小林　美和
皮膚からみつける膠原病の早期発見の極意
………………………………………………小寺　雅也
多種多様な薬剤を服用して現れる薬疹患者
への対応―診療の極意：被疑薬を絞るには―
………………………………………………水川　良子
性感染症の治療、そして問診のコツ………加藤　雪彦
勝手に OTC を使用して現れる白癬患者への
診療の極意…………………………………北見　由季
家族や他職種に疥癬を理解させるための極意
………………………………………………西尾　晴子
シミの治療を希望する患者とのトラブルを
避けるための極意…………………………堀　　仁子
ナースが考えるスキンケアの極意………佐藤　　文
レストレスレッグス症候群の診断・治療の極意
………………………………………………鈴木　圭輔ほか
トータルで皮膚科外来診療の患者満足度を
向上させる極意―活用したい！
日本皮膚科学会認定ケア看護師―………安部　正敏ほか

（株）全日本病院出版会　www.zenniti.com

〒 113-0033　東京都文京区本郷 3-16-4　　電話（03）5689-5989　　FAX（03）5689-8030

MB Derma, 292：21-28, 2020.

◆特集／水疱をどう診る？どう治す？
尋常性天疱瘡と落葉状天疱瘡

栗原佑一*

Key words：天疱瘡(pemphigus)，診断(diagnosis)，皮膚生検(skin biopsy)，ステロイド治療 (corticosteroid therapy)，リツキシマブ治療(rituximab therapy)

Abstract　天疱瘡は稀な疾患であるが，水疱を形成する疾患の鑑別として，非常に重要である．皮膚や口腔粘膜の難治なびらんや弛緩性水疱を主な症状とし，疑われた際は血液検査や皮膚生検で診断が可能である．治療は診療ガイドラインが策定されており，非常に有用である．ステロイド内服を基本とした免疫抑制療法が有効である．その一方で高用量ステロイドの内服に伴う副作用など検討課題は多い．リツキシマブは2018年に米国で天疱瘡に対する適応が追加され，有効性が高い．本邦でもその有効性は証明されており，医師主導治験が行われた．今後の新規治療として期待される．

はじめに―水疱と天疱瘡

　皮膚や粘膜に水疱をきたす疾患は多岐にわたる．そのなかで天疱瘡は非常に稀な疾患であるが，皮膚科としては重要な鑑別疾患である．難治性の口内炎や膿痂疹，ヘルペスなどに類似した臨床像を呈することがあり，注意が必要である．代表的な尋常性天疱瘡は粘膜や皮膚に弛緩性水疱を形成し，長い経過をたどる．それと気が付けば，確定診断は難しくないことが多い．日常診療でも心の隅に留めておきたい疾患群である．

水疱を形成する疾患としての天疱瘡

　自己免疫性機序により，皮膚・粘膜に水疱やびらんを生じる疾患群は自己免疫性水疱症と呼ばれ，天疱瘡と類天疱瘡に大別される．そのうち，天疱瘡は中高年に好発する疾患で病理学的に表皮内水疱を呈する．カドヘリンファミリーに属する表皮細胞間接着分子であるデスモグレイン(Dsg)に対する IgG 型自己抗体が原因で発症する[1]．自己抗体が Dsg に結合することにより，① Dsg 同

士の立体的結合を阻害する作用，② 隣り合う Dsg 同士をクラスタリングさせることにより枯渇させる作用や，③ 細胞接着に関係する細胞内シグナルに関与する作用などが複合的に作用し，水疱を形成する．

　尋常性と落葉状に大別される天疱瘡のうち，水疱を生じうるものは尋常性天疱瘡である．2つの天疱瘡の症状の違いは，表皮・粘膜における Dsg1/3 の発現の分布と患者の持つ自己抗体プロファイルによって生じ，「デスモグレイン代償説」と呼ばれる理論で説明される[2]．Dsg1 は表皮上層で多く発現し，Dsg3 は粘膜を含む表皮全層で発現しており，下層でより多く発現している．そのような状態で，尋常性天疱瘡患者は Dsg3 単独もしくは Dsg1 と Dsg3 に対する抗体を持つ．その一方で，落葉状天疱瘡患者は Dsg1 に対する自己抗体のみを持つ．尋常性天疱瘡では粘膜・皮膚の基底層上レベルで裂隙が形成され，弛緩性水疱となる．落葉状天疱瘡は表皮上層で裂隙ができ，びらんと鱗屑を伴う紅斑を呈する．

尋常性天疱瘡の症状

　先述のように，一般的に天疱瘡のうち水疱を呈

＊ Yuichi KURIHARA，〒254-0065 平塚市南原
1-19-1　平塚市民病院皮膚科，医長

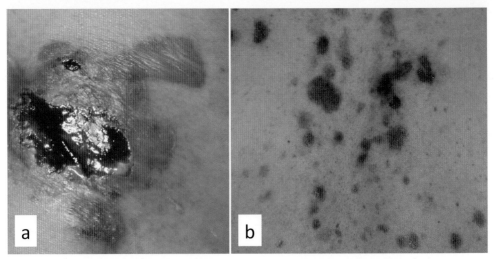

a．尋常性天疱瘡の弛緩性水疱とびらん　　　　b．落葉状天疱瘡の湿潤した紅斑

図 1. 天疱瘡の皮膚症状

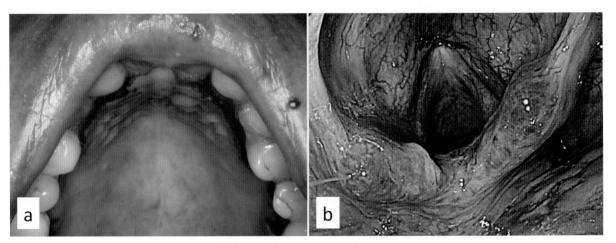

図 2. 尋常性天疱瘡の粘膜症状
a：歯肉に境界明瞭なびらんを形成している．
b：喉頭は充血し浮腫を伴っている．一部でびらん形成を伴っている．

するのは尋常性天疱瘡である．もう一方の落葉状天疱瘡は，はっきりとした水疱を形成することは稀で，脂漏部位(顔面や前胸部など)に湿潤した落屑性紅斑や浅いびらんを呈する(図1)．

　尋常性天疱瘡の水疱は弛緩性で容易に破れてびらんとなる．二次感染などを伴わなければ水疱周囲に炎症は伴わない．正常な皮膚に圧力をかけると表皮が剥離してびらんを呈する Nikolsky 現象がみられることもある．

　粘膜症状に関しては，尋常性天疱瘡のほぼ全例で口腔粘膜に病変を伴う．口腔粘膜に生じる水疱も皮膚と同様に弛緩性であり，容易に破けるため難治性のびらんを呈することが多い．ヘルペスや

類天疱瘡と比較して天疱瘡のびらんは浅く，辺縁が不整であることが多い(図2-a)．皮膚におけるNikolsky 現象と同様に，粘膜においても外圧がかかる部分(歯肉や頬粘膜，軟口蓋など)にびらんを生じやすい．粘膜びらんは口腔内のみでなく鼻腔粘膜や咽喉頭粘膜，声帯，食道，肛門粘膜などの扁平上皮細胞から構成される粘膜にも生じうる(図2-b)．

天疱瘡を疑った時には
―スクリーニング検査と確定診断

　特徴的な臨床像や経過から天疱瘡が疑われた場合，診断のためには「自己免疫性」と「水疱症」の2

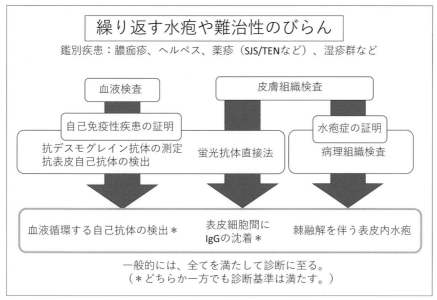

図 3. 天疱瘡診断のアルゴリズム

つの要素を満たす必要がある（図 3）．天疱瘡診療ガイドラインや指定難病の診断基準でもこの 2 つの要素を重視している[3]．自己免疫性に関しては，組織中に沈着した自己抗体の検出（蛍光抗体直接法）や血清中の自己抗体の検出（抗体価測定や間接蛍光抗体法）を行うことでその証明ができる．水疱症に関して，水疱やびらんといった臨床像や病理学的な水疱形成を確認することで証明が可能である．

1. 天疱瘡を疑う水疱をみかけた時のスクリーニング検査

スクリーニングの検査としては，血液検査が簡便かつ低侵襲である．天疱瘡に対する血液検査としては，Dsg1 や Dsg3 に対する自己抗体を ELISA 法や CLEIA 法を用いて検出する方法が一般的で，これらは保険収載されている．その他にも間接蛍光抗体法があり，これまで研究室レベルで行われていたが，2018 年に抗表皮自己抗体検出キットが新たに保険収載されている．

尋常性天疱瘡患者における抗 Dsg3 抗体 ELISA 法の感度は 96％ と，非常に高い感度をもっている[4]．現在，受託検査で一般的に使用されている CLEIA 法も同等の感度を持っており[5]，天疱瘡患者のスクリーニングに使用可能である．

2. 確定診断のための検査

診断基準を満たすためには皮膚生検を行うことが必須であり，一般的に生検組織検体での病理学的な水疱の確認と蛍光抗体直接法（DIF）で確定診断に至る．

皮膚生検は病変部と正常部の境界部から行う．病理組織で尋常性天疱瘡では基底層から数層の部分に，棘融解を伴う表皮内水疱が確認される（図 4-a）．棘融解とは細胞間の接着が阻害されることにより，通常は扁平である表皮細胞が水疱部で類円形となる現象であり，天疱瘡の特徴的病理所見である．病変辺縁から採取された患者組織を用いた DIF では，表皮細胞間への自己抗体の沈着を認める（図 4-b）．

皮膚生検は病変部と正常部を跨いだ紡錘形に切除し，そのうち正常部側を一部切り取り DIF に提出されることが多い．この方法では，検体を HE 染色用と DIF 用に分割している際に，表皮が剥がれ欠損してしまう可能性がある．そのため，びらんの病理となり水疱の確認が困難であったり，DIF 所見が不明瞭や偽陰性になったりすることが多い．これらのトラブルを回避するために我々は「雪だるま式皮膚生検」を推奨している（図 5）．小型の水疱を 1 個もしくは水疱の辺縁を 4 mm パンチで生検し，その辺縁を三日月状に追加でパンチ

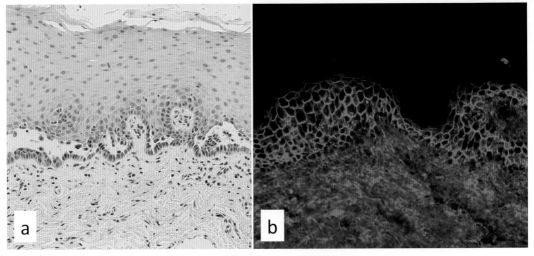

図 4. 尋常性天疱瘡の病理組織像
a：HE 染色．基底層直上で棘融解と裂隙形成あり．
b：蛍光抗体直接法．表皮細胞間に IgG が沈着している．

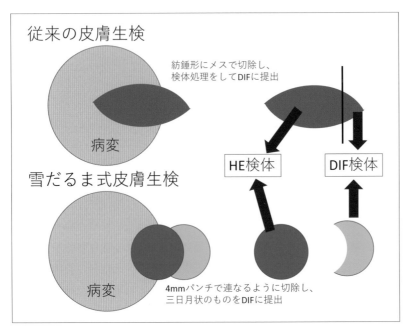

従来の皮膚生検

病変

紡錘形にメスで切除し、
検体処理をしてDIFに提出

雪だるま式皮膚生検

病変

4mmパンチで連なるように切除し、
三日月状のものをDIFに提出

HE検体　　DIF検体

図 5.
従来の皮膚生検と雪だるま式
皮膚生検

生検する（図6）．これにより，生検後の検体処理
がなくなり，検体の破損を防ぐことができる．

　もし，DIF が陰性であった場合は，自己免疫性
水疱症という診断には残念ながら至らない．天疱
瘡以外の疾患を念頭に再度診察や検査が必要にな
る．しかし，天疱瘡でも発症初期や軽症例で血中
抗体価や DIF が陰性になる症例が稀に存在する．
一度陰性であっても，経過を追って必要があれば
再度検査を行うことも重要と思われる．

天疱瘡の治療

1．ガイドラインに則した治療

　日本皮膚科学会および厚生労働省稀少難治性皮
膚疾患研究班が天疱瘡診療ガイドラインを作成し
ており[3]，治療の目標，治療および患者マネジメ
ントについて言及されており，その治療アルゴリ
ズムに準じて治療が行われる[3]．治療の第一目標
は低用量ステロイド内服（プレドニゾロン（PSL）
換算で 0.2 mg/kg/日以下）と，補助療法で皮疹を

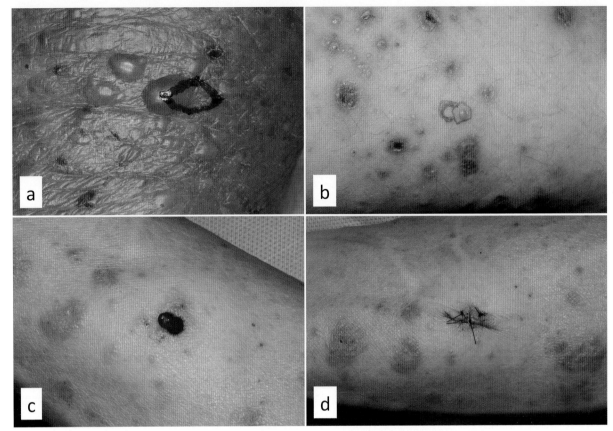

図 6. 雪だるま式皮膚生検の実際（症例は類天疱瘡）
　a：従来の紡錘形に切除する生検　　　b：雪だるま式皮膚生検のデザイン
　c：雪だるま式に組織切除後　　　　　d：3針縫合し終了.

認めない状態を維持することとしている．病勢コントロールとステロイド減量のために，種々の治療を組み合わせていく．

天疱瘡の本態は活性化されたBリンパ球から自己抗体が産生されていることであり，治療の中心はステロイド内服を中心とした自己免疫の免疫抑制となる．臨床症状スコア（PDAI）を用いて重症度判定を行い，軽症では 0.5 mg/kg/日，中等症以上では 1 mg/kg/日の PSL が投与される．初期治療時には，治療反応性に応じて追加治療として免疫抑制剤の内服やステロイドパルス療法，血漿交換療法，大量免疫グロブリン静注療法（大量 IVIG 療法）などが行われる．病勢がコントロールできた段階で，ステロイドの漸減を開始し，PSL 0.2 mg/kg/日以下を目指す．再燃を認めた場合は，ステロイドの増量に加えて免疫抑制剤や大量 IVIG 療法の追加などで対応し，再燃の重症度に

よっては治療の仕切り直しが必要となる場合もある（図7）．

治療経過中，感染症や高血圧・糖尿病などの代謝性疾患，骨粗鬆症などにも注意が必要である．これらの合併症に関しては別稿で特集されており，参考にされたい．

2．これからの天疱瘡治療

現在の天疱瘡治療は，先述のようにステロイド内服を基調とした免疫抑制療法である．ステロイドは全身の細胞に作用し，易感染性や骨粗鬆症，代謝異常症などの副作用の原因となる．免疫抑制剤は，アザチオプリン（アザニン®，イムラン®）で事前の Nudix hydrolase 15（NUDT15）遺伝子多型検査（天疱瘡には保険適用外）で予測できるものの[6]，いずれの免疫抑制剤も肝機能障害や脱毛，無顆粒球症などの特徴的な副作用を生じうる．治療のターゲットを絞り疾患特異的に治療すること

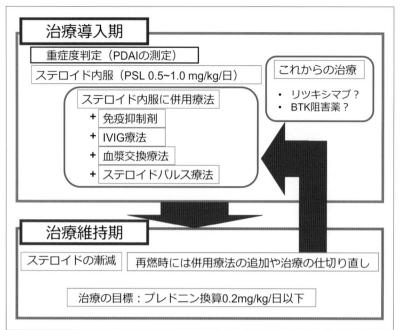

図 7.
ガイドラインに準拠した天疱瘡
治療のアルゴリズム

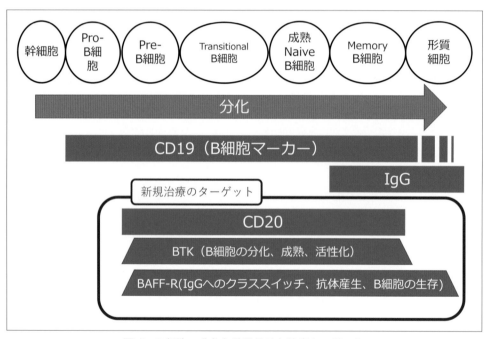

図 8. B細胞の分化と発現分子と治療ターゲット

で有効性が増すのみでなく，副作用を軽減しうる可能性があり，様々な開発が進んでいる（図8）．

a）リツキシマブ療法

リツキシマブ（リツキサン®）は，2002年ごろから欧米ではステロイド治療抵抗性の天疱瘡に対して使用され，有効性と安全性が数多く報告されている．リツキシマブはB細胞リンパ腫の治療薬と

して開発され，血管炎やネフローゼ症候群，肝腎移植，関節リウマチなどの免疫抑制治療に用いられている．

天疱瘡治療におけるリツキシマブ治療は，① 自己免疫性B細胞の除去により自己抗体を減少させることと，② B細胞レパトアを再構築させることにより有効性を発揮する．本邦では，2010〜2013

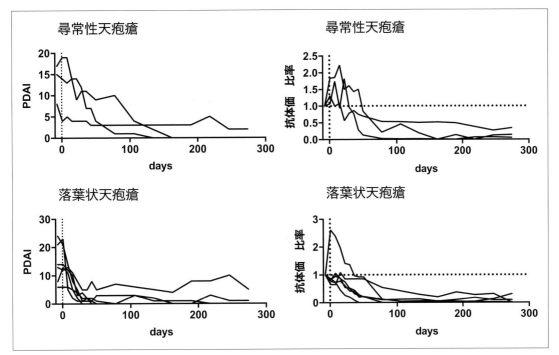

図 9. リツキシマブ治療の効果（文献 7 より引用, 一部改変）
リツキシマブ投与後に臨床症状スコア（PDAI）も抗体価も低下している.

年に行われたステロイド抵抗性の自己免疫性水疱症患者に対するリツキシマブ療法の多施設共同研究が報告されている[7]. その研究において, 天疱瘡に関しては 9 名の患者にリツキシマブが投与され, そのうち 5 名が寛解まで至ることができ, 4 名は臨床的改善を得られ, 天疱瘡患者全例で有効性が確認されている. 図 9 に示すように, すべての天疱瘡患者で臨床症状スコア（PDAI）も血中抗体価（治療開始時を 1 とした比率で表示）も改善している.

2017 年に初期治療から併用するリツキシマブ治療の有用性が Joly らにより報告され[8], それを受けて米国では 2018 年に天疱瘡に対する適用も追加されている. 本邦でも医師主導治験が実施され, 今後保険適用となることが期待される.

b）リツキシマブ以外の新規治療

自己免疫性 B 細胞をターゲットにした治療はリツキシマブのみではない. 海外では新しい世代の抗 CD20 抗体や抗 CD20 抗体療法以外にも B 細胞の分化や維持, 抗体産生に重要な役割を果たす分子に対する薬剤の開発が進んでいる. B cell-activating factor receptor（BAFF）をターゲットにし

たモノクローナル抗体, ブルトン型チロシンキナーゼ（BTK）阻害薬, Fc 受容体アンタゴニストなどの臨床試験が行われている. 本邦では BTK 阻害薬：ONO-4059 の有効性を確認する企業治験が進んでいる.

様々な治療法の開発や疾患理解が進み, より安全に, より有効性が高い天疱瘡の治療が提供できるようになることが望まれる.

おわりに

天疱瘡は指定難病であり, ステロイド内服治療が行われる前は死に至る疾患であった. 診療ガイドラインが作成され, 診断方法と治療方法が明確化され, 疾患としては以前より扱いやすくなっていると思われるが, 稀な疾患ゆえ見逃されることがある. 重症化し治療に難渋するケースもあるので, 鑑別疾患として心の隅に留めておいていただきたい. 今回, 診断・治療アルゴリズムとともに, 簡便な皮膚生検方法を紹介した. 是非, 日常診療に活用いただきたい.

文　献

1) Kasperkiewicz M, Ellebrecht CT, Takahashi H, et al : Pemphigus. *Nat Rev Dis Primers*, **3** : 17026, 2017.

2) Amagai M : Autoimmunity against desmosomal cadherins in pemphigus. *J Dermatol Sci*, **20** : 92-102, 1999.

3) 天谷雅行, 谷川瑛子, 清水智子ほか : 日本皮膚科学会ガイドライン 天疱瘡診療ガイドライン. 日皮会誌, **120** : 1443-1460, 2010.

4) Ishii K, Amagai M, Hall RP, et al : Characterization of autoantibodies in pemphigus using antigen-specific enzyme-linked immunosorbent assays with baculovirus-expressed recombinant desmogleins. *J Immunol*, **159** : 2010-2017, 1997.

5) Fujio Y, Kojima K, Hashiguchi M, et al : Validation of chemiluminescent enzyme immunoassay in detection of autoantibodies in pemphigus and pemphigoid. *J Dermatol Sci*, **85** : 208-215, 2017.

6) Moriyama T, Nishii R, Perez-Andreu V, et al : NUDT15 polymorphisms alter thiopurine metabolism and hematopoietic toxicity. *Nat Genet*, **48** : 367-373, 2016.

7) Kurihara Y, Yamagami J, Funakoshi T, et al : Rituximab therapy for refractory autoimmune bullous diseases : A multicenter, open-label, single-arm, phase 1/2 study on 10 Japanese patients. *J Dermatol*, **46** : 124-130, 2019.

8) Joly P, Maho-Vaillant M, Prost-Squarcioni C, et al : First-line rituximab combined with short-term prednisone versus prednisone alone for the treatment of pemphigus (Ritux 3) : a prospective, multicentre, parallel-group, open-label randomised trial. *Lancet*, **389** : 2031-2040, 2017.

MB Derma, 292：29-37, 2020.

◆特集／水疱をどう診る？どう治す？

水疱性類天疱瘡と粘膜類天疱瘡

氏家英之*

Key words：表皮下水疱症(subepidermal blistering diseases)，蛍光抗体法(immunofluorescence)，BP180，抗ラミニン γ1 類天疱瘡(anti-laminin γ1 pemphigoid)，後天性表皮水疱症(epidermolysis bullosa acquisita)，ガイドライン(guideline)

Abstract 水疱性類天疱瘡と粘膜類天疱瘡は，いずれも表皮基底膜部に対する自己抗体によって生じる自己免疫性表皮下水疱症である．診断は臨床像，病理組織学的所見，および免疫学的検査所見に基づいて決定する．典型例では診断は比較的容易であるが，非典型的な臨床像や検査所見を呈する症例も多く，しばしば診断に難渋する．治療は重症度に応じて選択するが，個々の症例の背景や合併症なども勘案し総合的に判断する．いずれも軽症例ではステロイド全身投与を用いずに寛解に至る症例が多いため，早期診断と適切な重症度判定が重要である．ステロイド全身投与にあたっては，特に高齢者では血圧や血糖の上昇，筋力低下，骨粗鬆症などが顕在化しやすいため，注意深く経過観察するとともに他科と連携しながら診療にあたる必要がある．

はじめに

類天疱瘡群は表皮基底膜部に自己抗体(IgG や IgA)や補体が沈着する表皮下水疱症で，IgG 自己抗体によって引き起こされる疾患は類天疱瘡と後天性表皮水疱症に大別される．類天疱瘡の主な亜型として，水疱性類天疱瘡(主に皮膚に症状)と粘膜類天疱瘡(主に粘膜に症状)が存在する．また，稀ではあるが抗ラミニン γ1(抗 p200)類天疱瘡も鑑別疾患として念頭に置く必要がある．一方，IgA 自己抗体が沈着する主な疾患として，線状 IgA 皮膚症や(ジューリング)疱疹状皮膚炎がある．水疱性類天疱瘡の標的抗原は BP180(XVII型コラーゲン：COL17)や BP230 であり，粘膜類天疱瘡の標的抗原は主に BP180 やラミニン 332 である．後天性表皮水疱症の標的抗原はⅦ型コラーゲンで，抗ラミニン γ1 類天疱瘡の標的抗原はラミニン γ1 である．これらを臨床症状や病理学的所見，免疫学的検査所見に基づいて鑑別していく．

水疱性類天疱瘡と後天性表皮水疱症，抗ラミニン γ1 類天疱瘡は臨床症状のみでは鑑別が困難であり，1 M 食塩水剥離皮膚を用いた蛍光抗体間接法や CLEIA(ELISA)法，免疫ブロット法により鑑別する．本稿では，水疱性類天疱瘡(DPP-4 阻害薬関連を除く)と粘膜類天疱瘡の診断と治療法について解説する．

水疱性類天疱瘡の臨床像と診断

水疱性類天疱瘡は主に 70 歳代以上の高齢者に好発し，全身に瘙痒を伴う浮腫性紅斑や緊満性水疱，びらんが多発する(図 1)．約 10～20%の患者では口腔などの粘膜に水疱やびらんを生じる．病理組織では表皮下水疱を呈し，水疱内および真皮に好酸球を混じる炎症細胞浸潤を認める．蛍光抗体直接法では病変部の表皮基底膜部へ IgG および補体の線状沈着を認め，蛍光抗体間接法では患者血中に抗表皮基底膜部自己抗体(IgG)を検出する．この抗表皮基底膜部自己抗体は 1 M 食塩水剥離皮膚の表皮側に反応する．表皮抽出液やリコンビナントタンパクを用いた免疫ブロット法では，

* Hideyuki UJIIE，〒060-8648 札幌市北区北 14 条西 5 丁目　北海道大学病院皮膚科，講師

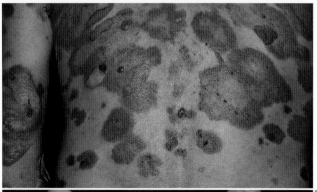

a
b | c

図 1.
水疱性類天疱瘡の臨床像
　a：背部と上肢に浮腫性紅斑と緊満性水疱を認める.
　b：足底や手掌に症状が優位にみられる症例もある.
　c：口腔粘膜に水疱・びらんがみられる症例もある.

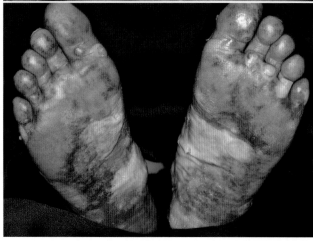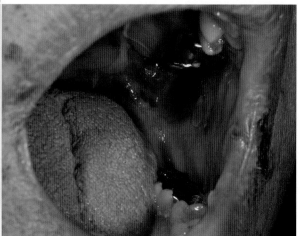

表 1. 類天疱瘡の診断基準（氏家英之ほか：日皮会誌，127：1483-1521，2017. より引用）

A. 症　状
1．皮膚に多発する，瘙痒性紅斑
2．皮膚に多発する，緊満性水疱およびびらん
3．口腔粘膜を含む粘膜部の非感染性水疱およびびらん

B. 検査所見
1．病理組織学的診断項目
　　1）表皮下水疱を認める.
2．免疫学的診断項目
　　1）蛍光抗体直接法により，皮膚の表皮基底膜部に IgG，あるいは補体の沈着を認める.
　　2）蛍光抗体間接法により，血中の抗表皮基底膜部抗体(IgG)を検出する．あるいは ELISA(CLEIA)法により，血中の抗 BP180 抗体(IgG)，抗 BP230 抗体(IgG)あるいは抗Ⅶ型コラーゲン抗体(IgG)を検出する.

C. 鑑別診断
以下の疾患を鑑別する.
表皮水疱症，虫刺症，蕁麻疹様血管炎，ポルフィリン症，多形紅斑，薬疹，アミロイドーシス，水疱型エリテマトーデス

＜診断のカテゴリー＞
Definite：以下の ① または ② を満たすもの
①：A のうち 1 項目以上かつ B-1 かつ B-2 のうち 1 項目以上を満たし，C の鑑別すべき疾患を除外したもの.
②：A のうち 1 項目以上かつ B-2 の 2 項目を満たし，C の鑑別すべき疾患を除外したもの.

BP180 と BP230 に反応する．また BP180 と BP230 に対する自己抗体を検出する CLEIA(ELISA)法が開発されており，現在抗 BP180 NC16A 抗体の CLEIA(ELISA)法のみ保険収載されている．抗 BP180 NC16A 抗体価は病勢を反映するため治療効果の判定にも有用である．本邦の類天疱瘡診療ガイドライン[1]に記載されている診断基準を示す（表 1）.

　診断の確定には，多発性の水疱をきたし得る疾患（多形紅斑や薬疹，虫刺症など）や，他の自己免

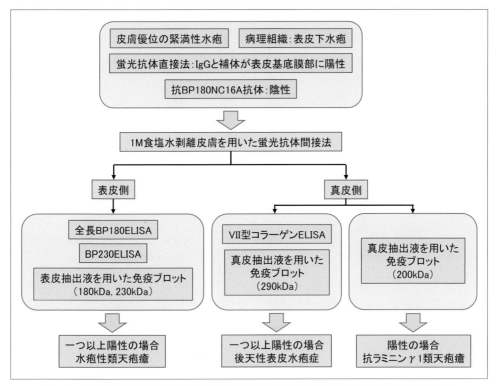

図 2. 水疱性類天疱瘡が疑われるが抗 BP180（NC16A）抗体が陰性の場合の鑑別方法

疫性水疱症を鑑別する必要がある．通常，臨床像から水疱性類天疱瘡を疑う場合，採血で抗 BP180（NC16A）抗体を測定するとともに，皮膚生検で病理組織像の確認と蛍光抗体直接法を実施することが多い．診断が問題となるのは，病理組織で表皮下水疱がみられ，蛍光抗体直接法で表皮基底膜部に IgG や補体の線状沈着がみられるにもかかわらず，血中の抗 BP180（NC16A）抗体が陰性の場合である．そのような場合は主に，① NC16A 領域以外の BP180 に反応する自己抗体による水疱性類天疱瘡，② 抗 BP230 抗体による水疱性類天疱瘡，③ 後天性表皮水疱症，④ 抗ラミニン γ1 類天疱瘡の可能性が考えられる．これらの鑑別には，1 M 食塩水剥離皮膚を用いた蛍光抗体間接法が有用である．上記 ①，② の場合は血中自己抗体が表皮側に反応し，③，④ の場合は真皮側に反応する．① を確認するためには，全長 BP180 ELISA 法[2]（北海道大学皮膚科で実施可能）や表皮抽出液を用いた免疫ブロット法で自己抗体の存在を確認する．② の確認には BP230 ELISA（MBL）や表皮抽出液を用いた免疫ブロット法が有用である．③

の確認には，Ⅶ型コラーゲン ELISA（MBL）や真皮抽出液を用いた免疫ブロット法を行う．④ の確認には，真皮抽出液を用いた免疫ブロット法が有用である．鑑別のためのアルゴリズムを示す（図 2）．なお，稀に自己抗体が複数の抗原に反応する症例もある．

水疱性類天疱瘡の治療

水疱性類天疱瘡では，まず BPDAI（Bullous Pemphigoid Disease Area Index）[3]を測定し，類天疱瘡重症度判定基準[1]に従い重症度分類を行う．軽症と中等症以上に分け，治療方針を立てる（図 3）．軽症例では局所外用療法に加え，テトラサイクリン（ミノサイクリン）＋ニコチン酸アミド，DDS あるいは少量のステロイド（プレドニゾロン 0.2〜0.3 mg/kg/日）を投与する．筆者らはクロベタゾールプロピオン酸エステル軟膏（1 日 2 回，多めに外用）とミノサイクリン 100〜200 mg/日内服の併用を頻用しており，軽症例ではこの方法でコントロールが得られることが多い．ミノサイクリン投与時には，めまいや色素沈着，間質性

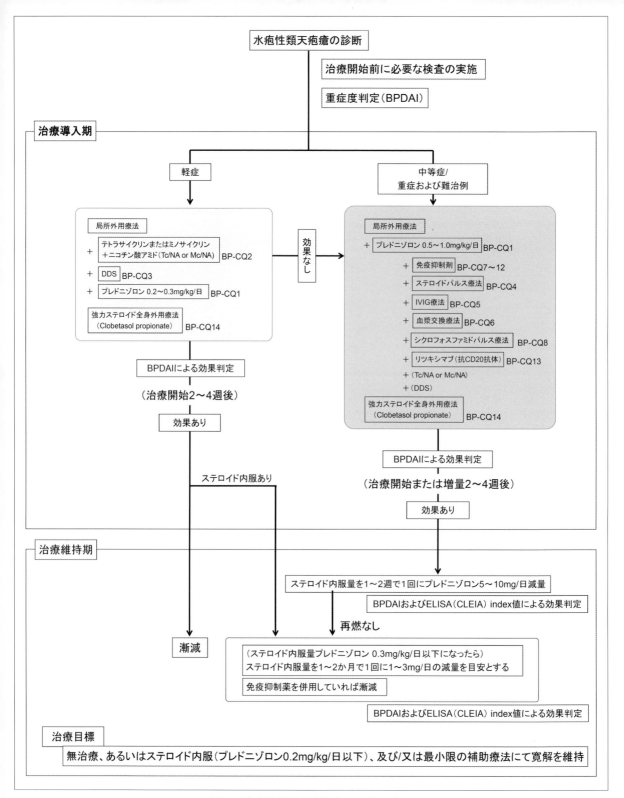

図 3. 水疱性類天疱瘡治療アルゴリズム
(氏家英之ほか:日皮会誌,127:1483-1521,2017.より引用)

肺炎の出現に留意する.

　中等症以上の症例では，中等量～大量のステロイド（プレドニゾロン0.5～1 mg/kg/日）内服療法を行う．病勢が強い時はステロイドパルス療法が有用である．十分な効果が得られない場合は，免疫抑制剤（アザチオプリン，シクロスポリン，ミゾリビンなど）や大量γグロブリン静注（IVIG）療法，血漿交換療法などを適宜追加する．なお，IVIG療法の直後に血漿交換療法を行うことは避ける．アザチオプリンは効果発現まで数か月かかるとされており，必要時には早めの導入を心がける．また，アザチオプリンの副作用として服用開始後早期に重度の白血球減少や脱毛がみられることがあり，NUDT15遺伝子多型（特にCys/Cys型：日本人での頻度は1.1%）と関連することが明らかとなっている[4]．そもそもアザチオプリンは水疱性類天疱瘡に対し保険適用となっていないため，本検査も水疱性類天疱瘡症例には保険適用にならないが，必要時には実施を考慮すべきであろう．

　海外では水疱性類天疱瘡の初期治療としてドキシサイクリン（200 mg/日）の有効性が報告されており[5]，副作用の少ない治療法として注目されている．しかし本邦では報告例が少ないため，今後の使用報告例の集積が待たれる．

　病初期においては，病勢をコントロールすることを治療目標とする．すなわち水疱新生がほぼ認められなくなり，既存病変の乾燥・上皮化傾向を認め，紅斑の色素沈着化がみられる状態を目指す．臨床症状の経時変化のモニタリングにはBPDAIが有用である．臨床症状の改善に伴い，血中抗体価を確認しつつ治療薬を漸減する．プレドニゾロン0.2 mg/kg/日以下で維持することを第一目標とし，さらにプレドニゾロン0.1 mg/kg/日以下での維持あるいは内服中止を目指して治療する．

粘膜類天疱瘡の臨床像と診断

　粘膜類天疱瘡では主に口腔粘膜に水疱やびらんが生じるが，眼粘膜や咽頭，喉頭，食道，鼻腔内，外陰部，肛囲の粘膜が侵されることもある（図4）．びらんが上皮化した後に瘢痕を残すことがある．皮膚に水疱やびらんがみられることもあるが，軽微である．病理組織学的には粘膜上皮下水疱を呈し，水疱性類天疱瘡より炎症細胞浸潤は少ない．蛍光抗体直接法で粘膜上皮基底膜部にIgGや補体（時にIgA）の線状沈着を認める．蛍光抗体間接法で血中に抗基底膜部抗体（主にIgG）を検出し，1 M食塩水剥離皮膚の表皮側に反応する場合（いわゆる抗BP180型）と真皮側に反応する場合（いわゆる抗ラミニン332型）がある．血中自己抗体は，免疫ブロット法でBP180のC末端やラミニン332リコンビナントタンパクと反応する例が多い．抗ラミニン332型では悪性腫瘍の相対危険度が高いことが知られており，注意を要する[6)7)]．

　粘膜類天疱瘡はしばしば診断に難渋する．その理由として，①歯肉に粘膜疹が限局している場合は生検しにくい，②血中抗体価が低いため蛍光抗体間接法の陽性率が低い，③BP180のC末端に対する自己抗体を持つ場合，通常のBP180NC16A CLEIA（ELISA）で抗体を検出できない，などの理由が挙げられる．①に関しては，蛍光抗体直接法に用いる検体は必ずしも病変の存在する歯肉の粘膜でなくてもよく，症状のない頬粘膜から採取した検体でも蛍光抗体直接法は高率に陽性となる[8]．②については，蛍光抗体間接法に用いる基質を正常ヒト皮膚から正常ヒト口腔粘膜に変更すると陽性率が高くなると報告されている[9]．③に関しては，1 M食塩水剥離皮膚の表皮側に反応するIgG自己抗体を有する粘膜類天疱瘡症例では，全長BP180ELISAが高率に陽性となることが報告されており[10]，診断に有用である．筆者の施設ではこれらの方法を活用し，粘膜類天疱瘡の早期診断に努めている．

粘膜類天疱瘡の治療

　まず臨床症状に応じて，低リスク群と高リスク群に分けて治療方針を立てる（図5）．低リスク群とは，口腔粘膜と皮膚にのみ限局性病変を呈する

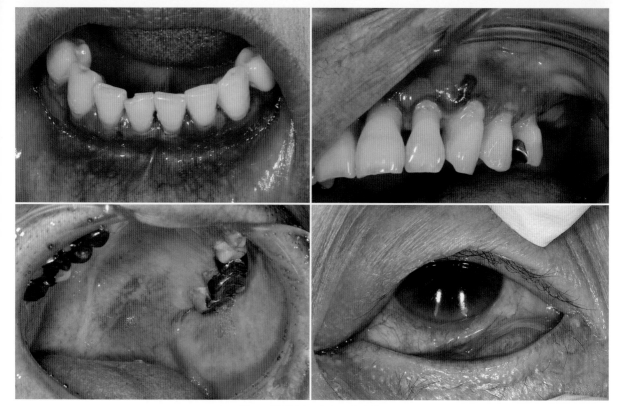

図 4. 粘膜類天疱瘡の臨床像
a：下歯肉に広範囲にびらんを認める. b：上歯肉に血疱と潰瘍を認める.
c：口蓋にやや深い潰瘍を認める. d：下眼瞼に癒着を認める.

a	b
c	d

症例で，高リスク群とは，広範囲または進行性の口腔粘膜病変，あるいは眼，外陰部，鼻咽腔，食道，喉頭粘膜のいずれかに病変を有する症例である[1]．低リスク群では，ステロイド外用療法に加えて DDS あるいはテトラサイクリン（ミノサイクリン）＋ニコチン酸アミド内服療法を行う．十分な効果が得られない場合は，高リスク群に準じた治療を考慮する．筆者らは，デキサメサゾン液（デカドロン®エリキシル）含嗽（1回 3〜5 mL，1日4回，1分以上口に含んで最後に吐き出す）とミノサイクリン（100〜200 mg/日）の併用を頻用しており，比較的良好な治療成績を収めている．

高リスク群では，中等量〜大量のステロイド（プレドニゾロン 0.5〜1.0 mg/kg/日）を投与する．病勢が強い場合は，ステロイド内服導入時から免疫抑制剤（アザチオプリンやシクロフォスファミド）の併用を考慮する．十分な効果が得られない場合は，速やかに免疫抑制剤やステロイド

パルス療法，IVIG 療法，血漿交換療法などを考慮する．

ステロイド全身投与開始前の スクリーニング

ステロイド全身投与や免疫抑制剤による免疫抑制療法を行う際には，治療開始前に（間に合わない場合は可及的早期に）各種スクリーニング検査を行う．感染症スクリーニングとして HBV，HCV，結核の検査を行う．特に HBV は免疫抑制療法時に再活性化し，致死的な劇症肝炎を引き起こすことがあるため注意が必要である．HBV スクリーニングとして，HBs 抗原，HBs 抗体，HBc 抗体を測定する．HBs 抗原が陽性の場合は核酸アナログ投与の適応となる．HBs 抗体，HBc 抗体のいずれかが陽性の場合は 1〜3 か月ごとの HBV-DNA 定量が推奨されている[11]．HCV は HBV に比べて再活性化肝炎の劇症化リスクは高くない

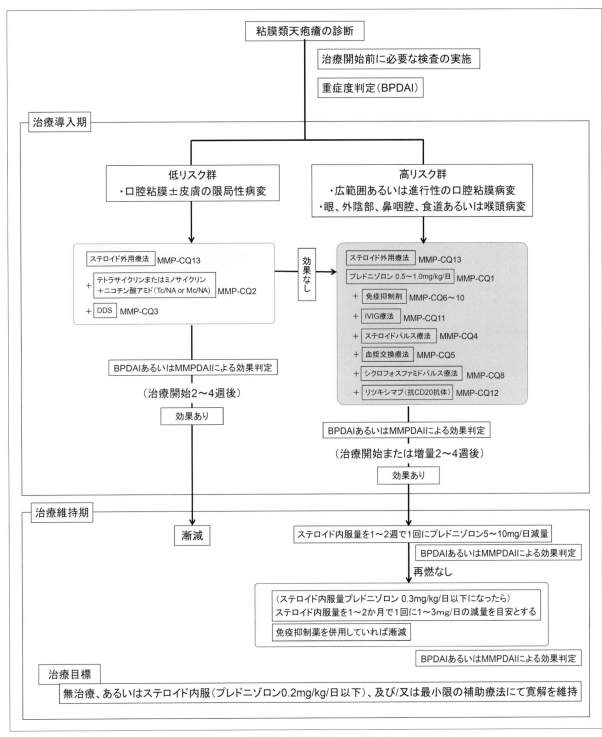

図 5. 粘膜類天疱瘡治療アルゴリズム
（氏家英之ほか：日皮会誌，127：1483-1521，2017．より引用）

が，稀に劇症化することがあるため，HBV の検査と併せて HCV 抗体を測定するとよい．潜在性結核も免疫抑制療法により活動性結核になるリスクがあるため，注意を要する．結核のスクリーニングとして，ツベルクリン反応や抗原特異的インターフェロン-γ 遊離検査（T-スポット®）を行う．前者は BCG 接種により陽性となるため，後者の実施が望ましい．

高齢者は白内障や緑内障の罹患率が高く，長期間のステロイド内服治療によりこれらの悪化がみられることがあるため，治療開始前の眼科受診による眼病変のチェックが望ましい．口腔粘膜病変を有する患者は口腔内清掃が不十分になりがちである．また，ステロイド性骨粗鬆症の予防として骨吸収抑制薬であるビスフォスフォネート製剤を使用することが多いが，顎骨壊死のリスク軽減のためには使用開始前の歯科治療終了が望ましいとされている[12]．以上より，ステロイド内服治療開始前（時間がない場合は治療開始後，可及的早期）に歯科に精査加療を依頼する．水疱性類天疱瘡の軽症例や粘膜類天疱瘡の低リスク群で，ステロイド全身投与や免疫抑制剤を使用しない場合はこれらのスクリーニングは省略可能であるが，あらかじめ必要なスクリーニングを行っておくと症状増悪時のステロイド全身投与の開始が容易となる．

水疱性類天疱瘡と悪性腫瘍の合併については，議論が続いている．イギリスやイタリア，台湾などで 10～20％と，一般人口に比べて高い悪性腫瘍合併率が報告されている．一方，最近では悪性腫瘍との関連はないとする報告や[13]，血液系悪性腫瘍の合併が有意に高いものの非血液系悪性腫瘍とは相関がないとする報告がある[14]．水疱性類天疱瘡は高齢者に好発することや，ステロイド内服前の全身精査で偶発的に発見される悪性腫瘍もあるため，一般人口に比べて合併率が高くみえている可能性がある．以上より，必ずしも水疱性類天疱瘡患者全例で悪性腫瘍を検索する必要はなく，臨床症状から悪性腫瘍が疑われる場合に検索を考慮すればよいと考える．

おわりに

水疱性類天疱瘡や粘膜類天疱瘡は個々の症例によって臨床症状や重症度に大きな差があり，診断の確定に時間を要する症例や重篤な経過を辿る症例も少なくない．診断や重症度により治療方針が異なるため，皮膚科専門医による適切な早期診断と重症度判定が求められる．本疾患は高齢者に好発するが，高齢者ではステロイド内服に伴う血圧上昇や血糖上昇，筋力低下，骨粗鬆症が顕在化しやすいため，注意深く経過観察するとともに他科と密に連携しながら診療にあたるべきである．

文　献

1) 氏家英之，岩田浩明，山上　淳ほか：類天疱瘡（後天性表皮水疱症を含む）診療ガイドライン．日皮会誌，**127**：1483-1521，2017.

2) Izumi K, Nishie W, Mai Y, et al：Autoantibody profile differentiates between inflammatory and noninflammatory bullous pemphigoid. *J Invest Dermatol*, **136**：2201-2210, 2016.

3) Murrell DF, Daniel BS, Joly P, et al：Definitions and outcome measures for bullous pemphigoid：recommendations by an international panel of experts. *J Am Acad Dermatol*, **66**：479-485, 2012.

4) Yang SK, Hong M, Baek J, et al：A common missense variant in NUDT15 confers susceptibility to thiopurine-induced leukopenia. *Nat Genet*, **46**：1017-1020, 2014.

5) Williams HC, Wojnarowska F, Kirtschig G, et al：Doxycycline versus prednisolone as an initial treatment strategy for bullous pemphigoid：a pragmatic, non-inferiority, randomized controlled trial. *Lancet*, **389**：1630-1638, 2017.

6) Egan CA, Lazarova Z, Darling TN, et al：Anti-epiligrin cicatricial pemphigoid and relative risk for cancer. *Lancet*, **357**：1850-1851, 2001.

7) Sadler E, Lazarova Z, Sarasombath P, et al：A widening perspective regarding the relationship between anti-epiligrin cicatricial pemphigoid and cancer. *J Dermatol Sci*, **47**：1-7, 2007.

8) Kamaguchi M, Iwata H, Ujiie I, et al：Direct immunofluorescence using non-lesional buccal mucosa in mucous membrane pemphigoid. *Front Med*, **5**：20, 2018.

9) Kamaguchi M, Iwata H, Ujiie H, et al：Oral mucosa is a useful substrate for detecting auto-antibodies of mucous membrane pemphigoid. *Br J Dermatol*, **178**：e119-e121, 2018.

10) Izumi K, Nishie W, Mai Y, et al：Detection of mucous membrane pemphigoid autoantibodies by full-length BP180 enzyme-linked immunosorbent assay. *J Dermatol Sci*, **88**：247-248, 2017.

11) 肝炎診療ガイドライン作成委員会：B 型肝炎治療
   ガイドライン（第 3 版）．日本肝臓学会，2017.
12) 顎骨壊死検討委員会：骨吸収抑制薬関連顎骨壊死
   の病態と管理：顎骨壊死検討委員会ポジション
   ペーパー 2016，日本口腔外科学会，2016.
13) Cai SC, Allen JC, Lim YL, et al：Association of

bullous pemphigoid and malignant neoplasms. *JAMA Dermatol*, **151**：665-667, 2015.
14) Atzmony L, Minouni I, Reiter O, et al：Association of bullous pemphigoid with malignancy：A systematic review and meta-analysis. *J Am Acad Dermatol*, **77**：691-699, 2017.

MB Derma, 292：38-44, 2020.

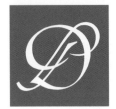

◆特集／水疱をどう診る？どう治す？

薬剤によって誘発される自己免疫性水疱症

山上 淳*

Key words：水疱性類天疱瘡(bullous pemphigoid)，DPP-4 阻害薬(DPP-4 inhibitor)，線状 IgA 水疱性皮膚症(linear IgA bullous dermatosis)，バンコマイシン(vancomycin)，薬剤誘発性自己免疫性水疱症(drug-induced autoimmune bullous disease)

Abstract 薬剤誘発性自己免疫性水疱症に関して，最新の情報をアップデートすべき2疾患について筆者の経験と研究に基づいて解説した．ここ数年，DPP-4 阻害薬に関連した水疱性類天疱瘡の報告が増えている．紅斑の少ない「非炎症型」が多いのが臨床的特徴で，XVII 型コラーゲンの NC16a 以外の領域に対する自己抗体が検出されることが免疫学的特徴と考えられている．薬剤と類天疱瘡発症との因果関係はまだ不明であるが，最近の研究から遺伝的背景や薬剤内服に伴う自己抗体誘導の可能性など，少しずつ病態が解明されてきている．薬剤誘発性の線状 IgA 水疱性皮膚症(LABD)の原因として，今まで最も多く報告されているのはバンコマイシン(VCM)である．最近の筆者らの研究で VCM 誘発性の LABD (vLAD)においては，VCM 存在下でのみ患者血清中の IgA が VII型コラーゲンに結合し，水疱が形成されていると考えられた．

はじめに

自己免疫性水疱症の一部が薬剤によって誘発されることはよく知られている．D-ペニシラミンやブシラミンなど SH 基を持つ薬剤によって誘発された天疱瘡の症例が報告されているし，水疱性類天疱瘡(bullous pemphigoid；BP)においても降圧薬や利尿薬との関連が疑われた症例が報告されている．ただ，実際の薬剤内服と自己免疫性水疱症の発症との因果関係を検討するには症例数が少なく，その詳細は解明されていないのが実状である．

最近，糖尿病の治療薬である dipeptidyl peptidase-IV 阻害薬(DPP-4 阻害薬)を内服した後に発症した BP の症例が多く報告され，ヨーロッパなどでの調査から，その関連性が注目されてきている．また，筆者らはメチシリン耐性黄色ブドウ球菌(methicillin-resistant *Staphylococcus aureus*；MRSA)の治療薬であるバンコマイシン(vancomycin；VCM)によって誘発される線状 IgA 水疱性皮膚症(linear IgA bullous dermatosis；LABD)に関する新しい知見を最近報告した．本稿では，筆者の施設での経験および研究を中心に，上記の2疾患に焦点を絞って解説したい．

DPP-4 阻害薬に関連した水疱性類天疱瘡

2011 年頃に最初の症例が報告されて以来，DPP-4 阻害薬内服に関連した BP(DPP4i-BP)の報告は増加している[1]．2016 年，フランスの医薬品安全性監視データベースである French pharmacovigilance database から抽出されたデータで，DPP-4 阻害薬を内服している患者において BP の発症リスクが高いことが報告された[2]．BP 発症のオッズ比は，DPP-4 阻害薬全体で 67.5，ビルダグリプチン 225.3，シダグリプチン 17.0，サキサグリプチン 16.5 となっており，それまで BP を誘発する可能性のある薬剤と考えられていたフ

* Jun YAMAGAMI，〒160-8582 東京都新宿区信濃町 35　慶應義塾大学医学部皮膚科学教室，専任講師

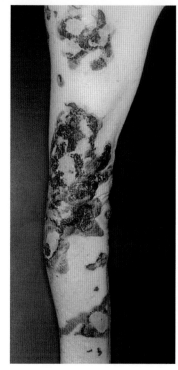

図 1.
筆者らの施設で経験された，DPP-4
阻害薬に関連した水疱性類天疱瘡の
臨床症状．紅斑がまったくみられない
非炎症型であった．

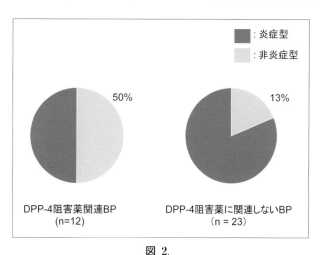

凡例：
■：炎症型
□：非炎症型

50%

13%

DPP-4阻害薬関連BP
（n=12）

DPP-4阻害薬に関連しないBP
（n = 23）

図 2.
筆者らの施設における DPP-4 阻害薬関連 BP と関連しない
BP の臨床的特徴の検討（炎症型と非炎症型の割合）

ロセミドの 3.3 を大きく上回った．日本でも，独立行政法人医薬品医療機器総合機構（pharmaceuticals and medical devices agency；PMDA）の副作用データベースを用いた調査で，BP 発症のオッズ比は，DPP-4 阻害薬全体で 87.56，ビルダグリプチンで 105.33，テネリグリプチンで 58.52，リナグリプチンで 28.96 となっており，DPP-4 阻害薬内服患者において BP 発症のリスクが高いことが示された[3]．同様の結果が，フィンランド，イスラエル，韓国などからも続々と報告されている[4)〜6)]．

さらに，DPP4i-BP の臨床的および免疫学的特徴についても検討が進んでいる．筆者らの施設で初めて DPP4i-BP が経験された 2014 年以来，2016 年までに診療された 35 例の BP 患者を調査したところ，12 例（34%）が DPP4i-BP で，23 例（66%）が non-DPP4i-BP と考えられた[7]．DPP4i-BP の 12 例のうち，臨床症状スコア BPDAI（bullous pemphigoid disease area index）の膨疹/紅斑のスコアが 0 点である「非炎症型」が 6 例（50%）を占めたのに対して，non-DPP4i-BP では 3/23 例（13%）であり，DPP4i-BP では有意に「非炎症型」が多いことが示された（図 1，2）．なお，BP における自己抗体の主要な標的抗原は，ヘミデスモゾームにおいて基底層の表皮細胞と基底板との接着に重要な役割を果たすⅩⅦ型コラーゲン（COL17，BP180）であるが，特に細胞膜のすぐ外側に位置するNC16a 領域に対する抗体が，BP 症例の約 9 割でみられる．しかし，筆者の施設で「非炎症型」を呈した 6 例の DPP4i-BP 患者において，血清中からCOL17 の NC16a に対する抗体が検出されたのは 1 例のみで，残りの 5 例は COL17 の NC16a 以外の領域に結合する自己抗体を持つことが明らかになった．一方で，「炎症型」を呈した DPP4i-BP の 6 例では，すべての患者の血清で NC16a 領域に対する抗体が検出され，同様に non-DPP4i-BP では，21/23 例（91%）で血清中の NC16a 領域に対する抗体が陽性となった．この筆者らの報告は，北海道大学のグループが既に報告していた内容とも一致しており，DPP4i-BP にみられる自己抗体の特徴がより明確となった[8]．

これらを踏まえて，筆者は DPP4i-BP について 2 つのグループに分けて検討すべきと考えている．1 つ目は，臨床的に「非炎症型」（膨疹/紅斑のBPDAI スコアが限りなく 0 点に近い）を呈し，血

清中からは COL17 の NC16a 以外の領域に結合する自己抗体が検出されるグループ．2 つ目は，典型的な BP と同様に紅斑が目立つ「炎症型」を示し，血清中から COL17 の NC16a 領域に対する自己抗体が検出されるグループ．おそらく後者は，DPP-4 阻害薬を内服している糖尿病患者に BP が発症した，という偶然の合併例と推測される．糖尿病も BP も高齢になるほどリスクが高くなる，特に日本において DPP-4 阻害薬は糖尿病に対する第一選択として使われやすい，といった状況からは，DPP-4 阻害薬内服中の患者に偶発的に BP が起きても不思議ではない．DPP-4 阻害薬内服中の患者に BP を生じた場合，どちらのグループに入るかをまず検討することが重要と考えられる．DPP-4 阻害薬を中止するのみで，ステロイド内服などの本格的な BP の治療を必要とせずに軽快した DPP4i-BP の症例も多数報告されているので，まず DPP-4 阻害薬を中止するのが妥当な判断と考えられるが，「非炎症型」で COL17 の NC16a 以外の部分に自己抗体を持つ前者のグループであれば，DPP-4 阻害薬の中止のみで症状が軽快していく可能性が高いと予測できるかもしれない．臨床的特徴（炎症型か非炎症型か），自己抗体のプロファイル（NC16a に対する抗体の有無），経過や予後（DPP-4 阻害薬中止のみで回復するか，など）を集積することによって，DPP4i-BP の疾患概念や治療方針などは，今後さらに確立されることが期待できる．

前述のように，DPP-4 阻害薬，特にビルダグリプチンやリナグリプチンの内服が BP の発症リスクを上げるという情報が世界中で集積されてきている．ただ実際のところは，DPP-4 阻害薬を内服している糖尿病患者における BP の発症率は 0.1% 未満（12 年間で 9,304 名の DPP-4 阻害薬を投与された糖尿病患者に 8 名の BP が発症した）という報告があるように，DPP-4 阻害薬内服中の糖尿病患者における BP の発症率は高くなく，その発症機序についてはまだ明らかにされていない[9]．しかし最近，DPP4i-BP の発症と関連した遺伝的背景について興味深い研究が報告された[10]．DPP4i-BP の 30 例の検討から，臨床的には「非炎症型」が 21 例（70%）を占めており，その HLA（ヒト白血球型抗原：human leukocyte antigen）遺伝子を解析すると，18/21 例（86%）が HLA-DQB1*03：01 を保有していることがわかった．同じ HLA 型は，DPP-4 阻害剤とは関連がない BP 患者 72 例の中で 19 例（26%），DPP-4 阻害薬内服中で BP を発症していない 2 型糖尿病患者 61 例の中で 19 例（31%）にみられたが，一般的な日本人 873 例のデータベース中でも 156 例（18%）でみられており，有意差はなかった．このことから，HLA-DQB1*03：01 は通常の BP や 2 型糖尿病とは関連せず，DPP4i-BP の発症に密接に関連することが示唆された．なお，この研究で解析された DPP4i-BP 患者における内服薬の内訳は，ビルダグリプチン 7 件，アログリプチン 4 件，テネリグリプチン 4 件，リナグリプチン 4 件，アナグリプチン 1 件，シタグリプチン 1 件となっており，これまでの報告で発症リスクが高いとされている薬剤が多いことがわかる．さらに DPP-4 阻害薬を内服中の糖尿病患者の約 10% では，症状がなくても COL17 の全長タンパクに対する自己抗体が血清から検出されることが最近報告されており，特に高齢者では DPP-4 阻害薬の内服によって COL17 の NC16a 以外の部分に対する抗体が誘導されやすい可能性が示唆されている．今後の研究で，自己抗体の検出率と HLA-DQB1*03：01 との関係などが明らかとなり，DPP4i-BP の発症機序が解明されることが期待される[11]．

バンコマイシン誘発性 線状 IgA 水疱性皮膚症

LABD は，表皮基底膜部（basement membrane zone；BMZ）に対する IgA 型自己抗体によって生じる自己免疫性水疱症で，直接蛍光抗体法で BMZ に沿った IgA の線状沈着が観察されることが特徴である．LABD の発症機序は現時点で不明であるが，薬剤によって誘発されることがあり，

原因として最も多い薬剤は VCM であることが知られている[12]．筆者らは，混合性結合組織疾患（mixed connective tissue disease；MCTD）に対してステロイド内服治療中（PSL 5 mg/日），下腿に石灰沈着を伴う皮膚潰瘍を生じ，二次感染に対して VCM を投与された患者に，全身に急激に拡大する紅斑と緊満性水疱を生じた症例を経験した（図3）[13]．皮膚生検で表皮下水疱と好中球浸潤がみられ，直接蛍光抗体法で BMZ に IgA の線状沈着が観察されたことから VCM によって誘発される LABD（vLAD）と考えられた．直接蛍光抗体法の結果が出る前にステロイドが増量されていたが，vLAD と診断された後はジアフェニルスルホン（diaminodiphenyl sulfone；DDS）の内服が開始された．この症例では，VCM 投与の中止とともに速やかに皮膚症状は軽快したため，ステロイドはもともと MCTD に対して内服していた PSL 5 mg/日まで減量し，DDS の内服を終了しても LABD の症状が出現することはなかった．

LABD における自己抗体の標的抗原として，最も有名なのは COL17 と，その分解産物である LAD-1 と LABD97 である．しかし VCM で誘発された vLAD の報告においては，直接蛍光抗体法で BMZ に IgA の線状沈着を認めても血清からは自己抗体が検出されないことが多かった．筆者らが経験した症例でも，正常ヒト皮膚を用いた間接蛍光抗体法で患者血清から自己抗体は検出できず，血清中に十分な量の IgA 型自己抗体が存在しないか，循環血中の IgA のままでは BMZ の標的抗原に結合できない可能性が考えられた．最近の研究で，T 細胞を介した薬剤過敏反応において，抗ウイルス薬などの薬剤が抗原提示細胞上の MHC クラス I や T 細胞受容体に直接結合し，T 細胞の抗原認識に関する特異性を変化させる可能性が示されている[14]．筆者らは，vLAD では VCM 投与から発症までの時間が短い（自験例でも投与6日後，薬剤によって自己抗体産生が誘導されるためにはもっと時間がかかると推測される），T 細胞受容体と免疫グロブリン（B 細胞受容体）は構造

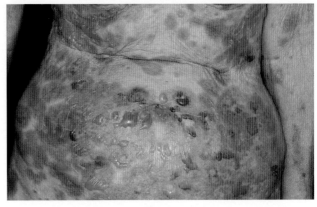

図3.
筆者らの施設で経験されたバンコマイシン誘発性線状 IgA 水疱性皮膚症（vLAD）の症例

が似ている，といったことから，VCM の薬剤そのものが患者 IgA の抗原特異性を修飾し，BMZ の標的抗原に結合できるように性質を変えているのではないか，という仮説を立てた．

この仮説を検証するために，VCM を加えた緩衝液で患者血清を希釈し，正常ヒト皮膚を用いた間接蛍光抗体法を施行すると，BMZ に沿って IgA が線状に反応するようになり，直接蛍光抗体法でみられるパターンが再現されるようになった（図4）．患者血清中の IgA の反応は VCM 濃度に依存しており，0.004 μg/mL を下回ると観察されなくなった．VCM 投与中の血中のトラフレベルが10 μg/mL 程度であることを考えれば，この症例の皮膚組織内の VCM 濃度は IgA の反応を修飾するのに十分だろうと推測された．さらに vLAD における IgA 自己抗体の標的を調べるため，1M 食塩水で処理した正常ヒト皮膚を基質とした間接蛍光抗体法を行うと，患者血清中の IgA は VCM 存在下でのみ真皮側に反応した（図5）．また，VII型コラーゲン（COL7）の組み換えタンパクを用いた免疫ブロット法および ELISA 法により，vLAD 患者血清中には VCM 存在下でのみ COL7 に結合する IgA が含まれることが明らかになった．これまでに本邦で報告されてきた合計14例の vLAD の血清を用いて COL7 の ELISA を検討すると，VCM のない状態で陽性になったのは4例（28.6%）だったが，VCM 存在下では10例（71.4%）の症例で COL7 と反応する IgA が検出さ

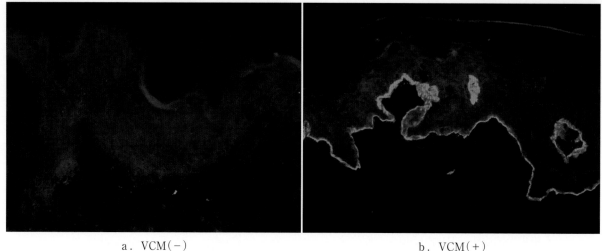

a. VCM(−)   b. VCM(+)

図 4.
正常ヒト皮膚を用いた間接蛍光抗体法で，vLAD 症例の血清中に，VCM 存在下でのみ BMZ に反応する
IgA 自己抗体が検出された.

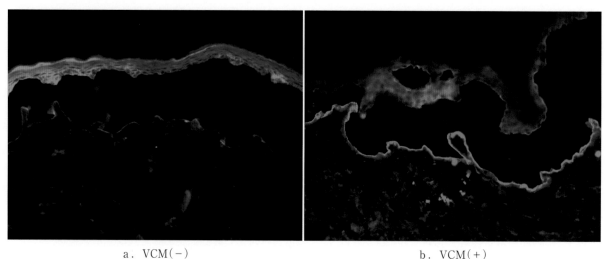

a. VCM(−)   b. VCM(+)

図 5.
1 M 食塩水で処理した正常ヒト皮膚を基質とした間接蛍光抗体法で，vLAD 症例の血清中の IgA は，
VCM 存在下でのみ真皮側と反応した.

れた．また，多くの血清で VCM 存在下において COL7 に対する IgA の反応性が増強した(図 6).
このように，vLAD においては VCM 存在下でのみ IgA が COL7 と反応して，水疱が形成されていることが示唆されたが，実際にどのように VCM が介入しているのかは不明である．例えば，患者の IgA の一部に VCM が結合して抗原特異性を変化させているのか，VCM が COL7 に付着して構造を修飾しているのか，などの疑問は，今後の研究によって解明できるかもしれない．今回の報告は，特定の薬剤が存在する条件でのみ抗原抗体反応が起こる，という薬剤誘発性自己免疫に関する新しい知見をもたらしたことに意味があると考えている.

おわりに

薬剤によって誘発される自己免疫性水疱症は，医原性という意味で大きなインパクトを持ちうる．糖尿病も MRSA 感染症も，高齢化が進むにつれて増加することが予想され，本稿で取り上げた

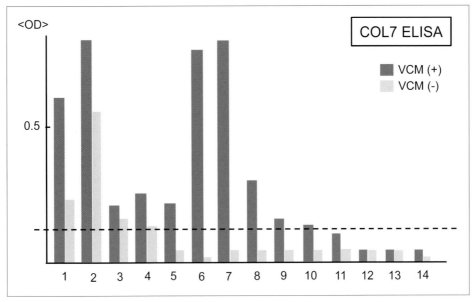

図 6.
これまでに日本国内で報告された vLAD 症例のうち 71.4％（10/14 例）の血清で，VCM 存在下でのみ COL7 に反応する IgA 自己抗体が検出された．また多くの血清で，VCM 存在下では COL7 に対する IgA の反応性が増強した．

原因薬剤が使用される場面も増えてくると考えられる．実際に症例に遭遇する可能性は決して高くはないものの，臨床に携わる皮膚科医として，知識を蓄積しておくことは重要であろう．

文　献

1) Skandalis K, Spirova M, Gaitanis G, et al：Drug-induced bullous pemphigoid in diabetes mellitus patients receiving dipeptidyl peptidase-IV inhibitors plus metformin. *J Eur Acad Dematol Veneoreol*, **26**：249-253, 2012.

2) Bene J, Moulis G, Bennani I, et al：Bullous pemphigoid and dipeptidyl peptidase IV inhibitors：a case-nocase study in the French Pharmacovigilance Database. *Br J Dermatol*, **175**：296-301, 2016.

3) Arai M, Shirakawa J, Konishi H, et al：Bullous pemphigoid and dipeptidyl peptidase 4 inhibitors：a disproportionality analysis based on the Japanese adverse drug event report database. *Diabetes Care*, **41**：e130-132, 2018.

4) Varpuluoma O, Forsti AK, Jokelainen J, et al：Vildagliptin significantly increases the risk of bullous pemphigoid：a Finnish nationwide registry study. *J Invest Dermatol*, **138**：1659-1661, 2018.

5) Kridin K, Bergman R：Association of bullous pemphigoid with dipeptidyl-peptidase 4 inhibitors in patients with diabetes：estimating the risk of the new agents and characterizing the patients. *JAMA Dermatol*, **154**：1152-1158, 2018.

6) Lee SG, Lee HJ, Yoon MS, et al：Association of dipeptidyl peptidase 4 inhibitor use with risk of bullous pemphigoid in patients with diabetes. *JAMA Dermatol*, **155**：172-177, 2019.

7) Horikawa H, Kurihara Y, Funakoshi T, et al：Unique clinical and serological features of bullous pemphigoid associated whti dipeptidyl peptidase-4 inhibitors. *Br J Dermatol*, **178**：1462-1463, 2018.

8) Izumi K, Nishie W, Mai Y, et al：Autoantibody profile differentiates between inflammatory and noninflammatory bullous pemphigoid. *J Invest Dermatol*, **136**：2201-2210, 2016.

9) Kawaguchi Y, Shimauchi R, Nishibori N, et al：Dipeptidyl peptidase-4 inhibitors-associated bullous pemphigoid：a retrospective study of 168 pemphigoid and 9304 diabetes mellitus patients. *J Diabetes Investig*, **10**：392-398, 2019.

10) Ujiie H, Muramatsu K, Mushiroda T, et al：HLA-DQB1*03：01 as a biomarker for genetic susceptibility to bullous pemphigoid induced by

DPP-4 inhibitors. *J Invest Dermatol*, **138**：1201-1204, 2018.

11) Izumi K, Nishie W, Beniko M, et al：A cross-sectional study comparing the prevalence of bullous pemphigoid autoantibodies in 275 cases of type II diabetes mellitus treated with or without dipeptidyl peptidase-IV inhibitors. *Front Immunol*, **10**：1439, Doi：10.3389/fimmu.2019.01439. eCollection, 2019.

12) Fortuna G, Salas-Alanis JC, Guidetti E, et al：A clinical reappraisal of the current data on drug-induced linear immunoglobulin A bullous dermatosis：a real and separate nosological entity? *J Am Acad Dermatol*, **66**：988-994, 2012.

13) Yamagami J, Nakamura Y, Nagao K, et al：Vancomycin mediates IgA autoreactivity in drug-induced linear IgA bullous dermatosis. *J Invest Dermatol*, **138**：1473-1480, 2018.

14) Illing PT, Vivian JP, Dudek NL, et al：Immune self-reactivity triggered by drug-modified HLA-peptide repertoire. *Nature*, **486**：554-558, 2012.

MB Derma, 292：45-52, 2020.

◆特集／水疱をどう診る？どう治す？

デスモグレイン以外の抗原が標的となる天疱瘡群

古賀浩嗣*

Key words：天疱瘡(pemphigus)，自己抗体(autoantibody)，診断(diagnosis)，非デスモグレイン (non desmoglein)，デスモコリン(desmocollin)

Abstract　天疱瘡患者における自己抗原としてはデスモグレイン(Dsg)がよく知られており，その抗体の病的意義については解明が進んでいる．一方で，Dsg 以外の自己抗原の存在も示されており，現在までに多くの抗原が報告されている．その中でも代表的なものが，同じデスモソームカドヘリンファミリーであるデスモコリン(Dsc)である．Dsc 抗体についてもその病的意義が示されているが，それ以外の抗体については頻度，病的意義についてはまだ明確に示されていないものがほとんどであり，それらの抗体が本当に天疱瘡の病態形成に関与しているのか，それとも関与していないのかは現在のところ結論づけることが難しい．本稿では Dsg 以外の自己抗原について紹介し，特に Dsc 抗体陽性の天疱瘡については，その抗体の病的意義，特徴について詳細に述べる．

天疱瘡で検出される
デスモグレイン抗原以外に対する自己抗体

　天疱瘡においては，デスモソーム構成蛋白であるデスモグレイン(Dsg)に対する抗体である Dsg1，Dsg3 抗体が代表的であり，その病原性は特に Dsg3 抗体について解明が進んでいる．自己抗体の病原性においては Koch の 3(または 4)原則に倣い，① 患者から自己抗体を検出できる，② 患者から自己抗体を分離できる，③ 分離した自己抗体を投与することで症状を再現できる，ことで示すことができる．③ を具体的にいえば，1)自己抗体を *in vitro* で細胞，組織に投与することで症状が誘導される，2)患者より分離した自己抗体をマウスに投与すると症状が再現される，3)自己抗体を産生する B 細胞を免疫不全マウスに移植することで症状が再現される，などの手法が挙げられる．この他に抗体価と症状の重症度に相関がある，血漿交換などで自己抗体を除去すると治療効

果が得られる，なども病原性を示唆することになる[1]．Dsg3 抗体は上記を満たしており，病原性を持つ抗体であることが証明されている．このように Dsg 抗体の天疱瘡における病的意義は明らかであるが，Dsg 抗体以外の自己抗体についても天疱瘡患者血中において今日までに多く報告されており，その数は 50 以上にもなる[2]．

　本稿では，それらの代表的なものであるデスモコリン(Dsc)抗体について，その抗体の特徴，検出される患者の臨床的特徴について紹介し，またその他のいくつかの抗体についても紹介する．

　非常に多くの自己抗体が天疱瘡群で検出されると報告されているが，それらが病態形成に関与しているのか，また病態に関与せず存在しているのかは重要な点と考える．それぞれの抗体の病原性についても既存の報告を踏まえ考察したい．本稿では自己抗体の検出頻度の報告として，ケラチノサイト表面に発現する蛋白を含む 701 の蛋白をセットしたプレートでの陽性率を示したプロテオミクス解析のデータをいくつか引用しているが[3]，これは特異度をそれぞれの蛋白に対して高

* Hiroshi KOGA，〒830-0011 久留米市旭町 67　久留米大学医学部皮膚科学講座，講師

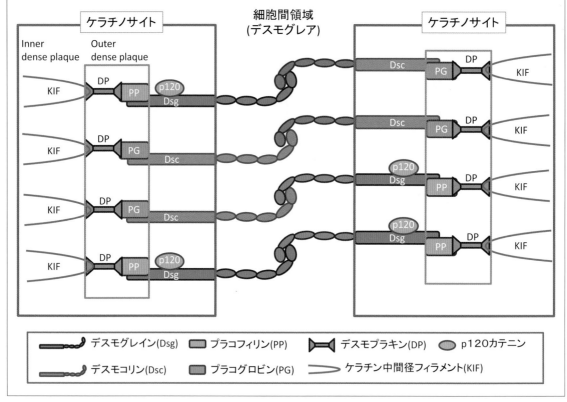

図 1. デスモソーム構成蛋白

めた検出法でないため正常人血清でもある程度陽性率が出ており，その検出頻度は真の頻度を示していない可能性があることを注意点として挙げておきたい.

1．デスモソーム構成蛋白

デスモソームはケラチノサイト細胞間に存在する接着装置であり，電子顕微鏡で観察すると電子密度の高いプラークとして観察される．カドヘリンファミリーに属するDsgとDscの2種類が細胞外でヘテロフィリックまたはホモフィリックに結合していると考えられている．細胞内ではアルマジロファミリー蛋白であるプラコグロビン，プラコフィリンと結合し，中間径線維と結合するデスモプラキンと結合することで強固な細胞接着を保っている（図1）.

a）デスモコリン

デスモソームを構成する蛋白のなかでも，隣接する細胞同士を細胞外で接着するカドヘリンファミリー蛋白はDsgとDscがある．Dsgには1～4，Dscには1～3のアイソフォームが存在し，その細胞外ドメインがN末端で結合することにより，細胞間接着を維持している．Dsg同様にDsc抗体も天疱瘡で検出される．Dsc抗体については別項で詳細を説明する.

b）プラコグロビン

プラコグロビンやプラコフィリンはデスモソーム細胞膜の内側に位置し，Dsgの細胞内ドメインと直接結合し，ケラチン中間径線維につながる一連の蛋白結合を担っている．プロテオミクス解析での報告では尋常性天疱瘡（PV）患者の26％で検出されたとの報告がある[3]．ケラチノサイト細胞株であるHaCaTにsiRNAでプラコグロビンの発現を減少させるとp38MAPK依存性の細胞接着の低下が起こること，プラコグロビンがDsg3の発現を調整していることが示されている[4]．このようにプラコグロビン抗体が細胞接着の低下に関与する可能性はあるが，直接的にプラコグロビン抗体が細胞接着を低下させることは示されておらず，その病原性については不明である.

c）プラコフィリン3

　プラコフィリンはプラコグロビンと同様のアルマジロファミリー蛋白であり，Dsgと細胞内C末端領域で結合している[5]．プラコフィリン3抗体は，少数の検討では腫瘍随伴性天疱瘡（PNP）で5/5例が陽性でありPVで1/4例が陽性であったという報告や[6]，プロテオミクス解析では43%のPVが陽性であったという報告がある[3]．プラコフィリン3ノックアウトマウスではデスモソームに変化が生じることから[7]，プラコフィリン3の機能障害は細胞接着の低下を起こす可能性はあるが，その抗体の病原性に関しては不明である．

2．非デスモソーム構成蛋白

a）アセチルコリンレセプター

　ムスカリン性アセチルコリンレセプター（muscarinic acetylcholine receptors；mAChRs）は膜貫通糖蛋白であり，5つのサブタイプがある（M$_1$〜M$_5$）．mAChRsの活性化が天疱瘡患者抗体を投与することで生じる棘融解を抑制するという*in vitro*のデータがあり，mAChRs抗体は85〜100%の天疱瘡患者で検出されたという報告もある[8][9]．M3 mAChR抗体価と病勢が相関していたという報告や[9][10]，新生仔マウスに患者IgGを投与する前にM3AChR抗体を前吸着で除去すると水疱が生じなくなったという報告があり[10]，M3AChR抗体が水疱形成に関与している可能性はあるが，まだ直接的な証明はなされていない．

　ニコチン性アセチルコリン受容体（nicotinic AChRs；nAChRs）に対する自己抗体も，5例のPV患者IgGを用いた免疫沈降法で陽性だったという報告がある．この報告ではPV患者IgGがミトコンドリアの膨化を生じ，チトクロームCの放出を起こすことを示している[11]．それがアポトーシスを誘導することが考察されているが，nAChRs抗体の天疱瘡における病原性は明らかではない．

b）ミトコンドリア

　ミトコンドリア抗体もPV患者血清中で検出されており[12]，プロテオミクス解析でも自己抗原の検出頻度でミトコンドリア関連蛋白が多い結果であった[3]．病原性に関してはミトコンドリア抗体を前吸着すると細胞接着の低下が抑制されることが*in vitro, in vivo*で示されている[12]．ミトコンドリアからのチトクロームCの放出，caspase-9の活性化の結果，アポトーシスが生じることが考察されている．病原性がある抗体であることが示唆されるが，具体的な機序は証明されておらず，明らかとはいえない．

c）Human secretory pathway Ca2$^+$/Mn2$^+$ ATPase（hSPCA1）

　hSPCA1は*ATP2C1*遺伝子にコードされるゴルジ体のCaポンプに関わる蛋白で，その異常としてはHailey-Hailey病が知られている．プロテオミクス解析では43%の患者血清で陽性であったと報告されている[3]．抗体価が寛解期には低下していたという報告があるが[10]，hSPCA1抗体の病原性については明らかではない．

d）E-カドヘリン

　E-カドヘリンはアドヘンスジャンクションで重要な蛋白であり，古典的カドヘリンであるE-カドヘリンとP-カドヘリンを欠損させたマウスではデスモソームの会合が起こらないことが示されている[13]．E-カドヘリン抗体については79%の粘膜皮膚型PVや落葉状天疱瘡（PF）で全例陽性であった一方で，粘膜型PVでは陰性であったという報告がある[14]．この結果についてはDsg1抗体がE-カドヘリンにcross-reactしている可能性があり得る．Dsg1にcross-reactしないE-カドヘリン抗体が存在するのか，それともDsg1抗体がE-カドヘリンにcross-reactしているだけなのかは明らかとはいえないと考える．E-カドヘリン抗体の病的意義に関しては検討がなされておらず不明である．

e）甲状腺ペルオキシダーゼ（TPO）

　PVは自己免疫性甲状腺疾患（AITD）を含む自己免疫性疾患群に属し，共通する病態があることが推測されている[15]．実際にTPO抗体がPV患者で検出されており，その存在を示す報告はいくつかあり，その平均は19%（3.6〜40%）とされてい

る[16]．TPO 抗体がどのように天疱瘡の病態に関与しているかについてはまだ証明されていない．

天疱瘡で検出される Dsc 抗体の特徴と病原性

1．Dsc 抗体検出法とその頻度

前項まで天疱瘡で検出される Dsg 抗体以外の自己抗体について述べてきたが，その中でも病原性が明らかとなっており，研究が進んでいるのが Dsc 抗体である．Dsc 抗体についてはまず牛のデスモソーム分画成分を用いたウエスタンブロッティング法を用いて，ブラジル天疱瘡(endemic PF)患者血清でその存在が示され[17]，その後も報告が続いた．COS7 細胞に Dsc1～3 を遺伝子導入で発現させ，蛍光抗体法で患者血清の反応をみる手法で，角層下膿疱症(SPD)型 IgA 天疱瘡の自己抗原が Dsc1 であることが証明された[18]．次に，昆虫細胞株発現 Dsc1～3 組み換え蛋白を用いた ELISA 法で165例の自己免疫性水疱症患者血清で検討がなされ，少数だが atypical な天疱瘡で陽性の結果が得られた[19]．別のグループの報告でも PV では Dsc 抗体は検出されないが，atypical な天疱瘡で Dsc 抗体が検出された[20]．近年，我々はより検出感度を高めるため，哺乳細胞株発現 Dsc1～3 組み換え蛋白を用いた ELISA 法を確立し，164例の天疱瘡患者血清の47.6%で Dsc 抗体を検出した．PF，PV といった typical な天疱瘡ではその頻度はそれぞれ18.8%，13.6%と少なくなく，疱疹状天疱瘡(PH)，増殖性天疱瘡(Pveg)，腫瘍随伴性天疱瘡(PNP)といった atypical な天疱瘡ではそれぞれ35.7%，26.3%，67.1%と高率であった．特に陽性率が高い PNP では，Dsc1～3 抗体はそれぞれ16.5%，36.7%，59.5%で陽性であった[21]．しかし一方で，別のグループからは天疱瘡患者の4%でしか Dsc 抗体が検出されなかったという報告もあり[22]，検出法の違いによってか，その頻度の報告には差がある．

2．Dsc 抗体の病原性

Dsc1～3 のうち，Dsc3 の表皮接着における重要性は Dsc3 コンディショナルノックアウトマウスが PV 様の表皮内水疱を形成することによって示されている[23]．Dsc3 の病原性については，採取した皮膚組織に Dsc3 抗体を注射することで水疱形成を生じること[24]，ケラチノサイト培養シートに Dsc3 抗体を添加し，機械的刺激を加えることでシートの断裂化が増強すること[25)26]，また最近，Dsc3 組み換え蛋白を B6 マウスに免疫した後に，その脾臓細胞を Rag2 ノックアウトマウスに投与するマウスモデルが報告された[27]．この報告では，Dsg3 免疫後の脾臓細胞を投与されたマウスに比べて Dsc3 免疫後の脾臓細胞を移植したマウスの症状は軽症であり，atypical な天疱瘡の像に類似しているのではと考察されているが，Dsc3 抗体産生細胞，特異的 T 細胞によって症状が再現されており，Dsc3 抗体の病原性が示されている．興味深いのは Dsc3 免疫マウスと Dsg3 免疫マウスの脾臓細胞を1：1の割合で投与したマウスでは，Dsg3 免疫マウス脾臓細胞を移植したマウスよりも重症である傾向が示された点である．この結果は Dsg3 抗体と Dsc3 抗体の相乗的な病原性を示しているのかもしれない．

Dsc 抗体が検出される天疱瘡の特徴

PF や PV でも Dsc 抗体が検出されることは報告されているが，今までの報告の頻度から考えると，下記の疾患が Dsc 抗体が検出される代表的な疾患である．それぞれの病型で Dsc 抗体が陽性であった症例の臨床像を提示するが(図2～5)[28)～31]，Dsc 抗体陽性と陰性の症例間での差異については今のところ報告がなく，明らかではない．下記の病型である場合に Dsc 抗体の存在を疑うことはできるが，臨床的所見から疑うことは困難である．

1．SPD 型 IgA 天疱瘡(図2)

IgA 天疱瘡には subcorneal pustular dermatosis(SPD)型と intraepidermal neutrophilic(IEN)型が知られているが，その SPD 型の自己抗原が前述のように Dsc1 である．IEN 型の自己抗原はいまだ同定されていない．臨床像は小水疱，膿疱性の皮疹であり，IEN 型では小水疱，膿疱がひまわ

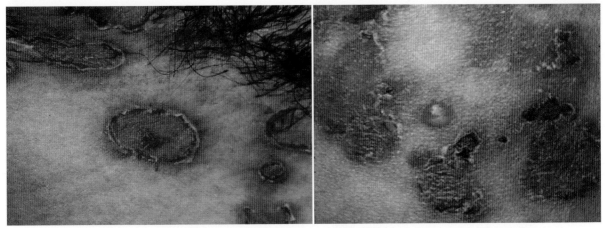

図 2. SPD 型 IgA 天疱瘡の臨床像（文献 28 より）

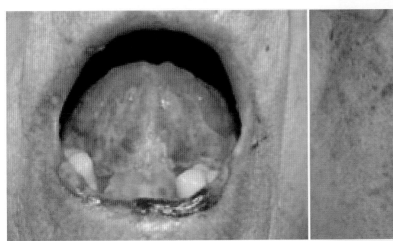
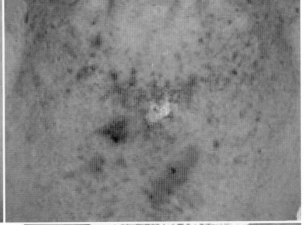

図 3.
Dsc 抗体陽性の腫瘍随伴性天疱瘡の臨床像（文献 29 より）

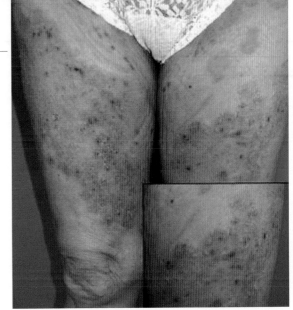

り型に環状に配列することが多い．病理組織学的には SPD 型では角層下膿疱症と同一の所見，IEN 型では表皮内での好中球性膿疱を生じる．

2．腫瘍随伴性天疱瘡（PNP）（図 3）

PNP は悪性腫瘍，特に血液腫瘍に合併する天疱瘡であり，Dsg だけでなく，プラキンファミリー，A2ML1 など様々な抗体が検出される．Dsc 抗体側からみて，PNP は天疱瘡群で最も代表的な疾患であるといえる．我々の検討では 102 例の PNP 症例で Dsc1，Dsc2，Dsc3 抗体の陽性率は 18.6％，41.2％，60.8％であり，Dsc1〜3 いずれも陰性であったのは 28.4％であった[32]．Dsc 抗体の存在は PNP に特異的とはいえないが，その陽性率の高さからは診断の補助にもなり得ると考える．PNP の

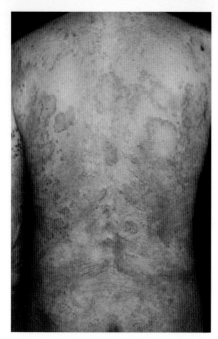

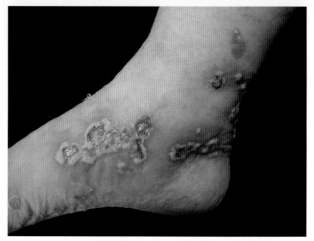

図 5. Dsc 抗体陽性の増殖性天疱瘡の臨床像
Hallopeau 型の初期病変の像（文献 31 と同一症例）

図 4. Dsc 抗体陽性の疱疹状天疱瘡の
臨床像（文献 30 より）

臨床像は多岐にわたり，粘膜病変，弛緩性水疱，びらん，緊満性水疱，浮腫性紅斑，扁平苔癬様の紫紅色紅斑などがみられるが，赤色口唇への血痂・痂皮の付着が特徴的な所見である[33].

3．疱疹状天疱瘡（PH）（図 4）

PH は浮腫性紅斑の辺縁に小水疱が配列する臨床像を呈する．組織学的には表皮内での好酸球性海綿状態および，好酸球性および好中球性の膿瘍を呈し，棘融解はみられないことが多い[33].

4．増殖性天疱瘡（Pveg）（図 5）

鼠径や腋窩に好発するびらん，肥厚性局面を呈する．粘膜疹を伴うことが多く，舌溝が深くなり増殖性変化を生じることもある．水疱，びらんから増殖性変化を生じる Neumann 型と，間擦部を中心に膿疱などの初期病変から増殖性変化をきたす Hallopeau 型がある．組織学的には Neumann 型では棘融解を伴う基底細胞直上の裂隙形成がみられるが，Hallopeau 型では棘融解はほとんどなく，表皮内の好酸球性膿疱が特徴である[33].

Dsg 抗体陰性症例の検査法

現在の天疱瘡の診断に有用な外注検査で行える検査は蛍光抗体直接法と Dsg1，3 CLEIA 法が挙げられる．蛍光抗体直接法で表皮細胞膜表面に陽性であった場合，天疱瘡である可能性が高まるが，Dsg CLEIA が陰性である場合はその自己抗原を特定することができない．血中抗体を検出する方法として，最近，蛍光抗体間接法が保険収載された．保険収載の時点ではまだ検査は運用されていないが，近いうちに外注検査が可能になり，Dsg 抗体陰性のケースでは血中抗体の検出に有用な検査法となるだろう．また Dsg 抗体が陰性であるケースでは Dsg 以外の自己抗原を検索することになるが，前述の抗原に対する反応性を確認するためには，組み換え蛋白などが必要となり，検査を簡便には行うことができない．まずは Dsg に次ぐ代表的な抗原である Dsc に対する反応性を調べるのがよいが，これも施行できる施設が限定されている．Dsc 抗体検出の手法としては，① 表皮抽出液，またはデスモソーム分画蛋白を用いたウエスタンブロッティング法，② cDNA トランスフェクション法，③ ELISA 法が挙げられる．感度，簡便性から考えると，現在は ③ が最も有用と考える．施行可能な施設が限られているのが問題ではあるが，久留米大学皮膚科学講座では検査を受け付けている．

Dsc 抗体陽性の天疱瘡の治療法

Dsc 抗体陽性の天疱瘡に特に有効な治療法というものは確立されていない．臨床像，組織像など

の検査結果から病型を診断し，その病型に沿った
治療を行っていく．

さいごに

Dsg が天疱瘡における代表的な自己抗原である
が，それ以外にも Dsc をはじめとした様々な自己
抗原が検出されることがある．蛍光抗体直接法が
陽性であるも Dsg CLEIA が陰性の症例では，そ
の可能性を疑い，追加検査が可能な施設へ抗原解
析依頼を行うことが望ましい．一方で天疱瘡の
Dsc 抗体陽性例の特徴についてはまだ明らかでは
なく，今後解析が必要であると考える．

文 献

1) Naparstek Y, Plotz PH：The role of autoantibod-
ies in autoimmune disease. *Annu Rev Immunol*,
11：79-104, 1993.

2) Grando SA：Pemphigus autoimmunity：hypoth-
eses and realities. *Autoimmunity*, **45**(1)：7-35,
2012.

3) Kalantari-Dehaghi M, Anhalt GJ, Camilleri MJ,
et al：Pemphigus vulgaris autoantibody profiling
by proteomic technique. *PLoS One*, **8**(3)：
e57587, 2013.

4) Spindler V, Dehner C, Hubner S, et al：Plakoglo-
bin but not desmoplakin regulates keratinocyte
cohesion via modulation of p38MAPK signaling.
J Invest Dermatol, **134**(6)：1655-1664, 2014.

5) Kitajima Y：150(th)anniversary series：Desmo-
somes and autoimmune disease, perspective of
dynamic desmosome remodeling and its impair-
ments in pemphigus. *Cell Commun Adhes*, **21**
(6)：269-280, 2014.

6) Lambert J, Bracke S, van Roy F, et al：Serum
plakophilin-3 autoreactivity in paraneoplastic
pemphigus. *Br J Dermatol*, **163**(3)：630-632,
2010.

7) Sklyarova T, Bonne S, D'Hooge P, et al：Pla-
kophilin-3-deficient mice develop hair coat abno-
rmalities and are prone to cutaneous inflamma-
tion. *J Invest Dermatol*, **128**(6)：1375-1385, 2008.

8) Vu TN, Lee TX, Ndoye A, et al：The patho-
physiological significance of nondesmoglein tar-
gets of pemphigus autoimmunity. Development
of antibodies against keratinocyte cholinergic
receptors in patients with pemphigus vulgaris
and pemphigus foliaceus. *Arch Dermatol*, **134**
(8)：971-980, 1998.

9) Lakshmi MJD, Jaisankar TJ, Rajappa M, et al：
Correlation of antimuscarinic acetylcholine re-
ceptor antibody titers and antidesmoglein anti-
body titers with the severity of disease in
patients with pemphigus. *J Am Acad Dermatol*,
76(5)：895-902, 2017.

10) Chernyavsky A, Amber KT, Agnoletti AF, et
al：Synergy among non-desmoglein antibodies
contributes to the immunopathology of desmo-
glein antibody-negative pemphigus vulgaris. *J
Biol Chem*, **294**(12)：4520-4528, 2019.

11) Chernyavsky A, Chen Y, Wang PH, et al：Pem-
phigus vulgaris antibodies target the mitochon-
drial nicotinic acetylcholine receptors that pro-
tect keratinocytes from apoptolysis. *Int Immu-
nopharmacol*, **29**(1)：76-80, 2015.

12) Marchenko S, Chernyavsky AI, Arredondo J, et
al：Antimitochondrial autoantibodies in pemphi-
gus vulgaris：a missing link in disease patho-
physiology. *J Biol Chem*, **285**(6)：3695-3704,
2010.

13) Tinkle CL, Pasolli HA, Stokes N, et al：New
insights into cadherin function in epidermal
sheet formation and maintenance of tissue integ-
rity. *Proc Natl Acad Sci U S A*, **105**(40)：15405-
15410, 2008.

14) Evangelista F, Dasher DA, Diaz LA, et al：E-
cadherin is an additional immunological target
for pemphigus autoantibodies. *J Invest Dermatol*,
128(7)：1710-1718, 2008.

15) Seiffert-Sinha K, Khan S, Attwood K, et al：
Anti-Thyroid Peroxidase Reactivity Is Height-
ened in Pemphigus Vulgaris and Is Driven by
Human Leukocyte Antigen Status and the
Absence of Desmoglein Reactivity. *Front Immu-
nol*, **9**：625, 2018.

16) Amber KT, Valdebran M, Grando SA：Non-
Desmoglein Antibodies in Patients With Pem-
phigus Vulgaris. *Front Immunol*, **9**：1190, 2018.

17) Dmochowski M, Hashimoto T, Garrod DR, et al：
Desmocollins I and II are recognized by cer-
tain sera from patients with various types of

pemphigus, particularly Brazilian pemphigus foliaceus. *J Invest Dermatol*, **100**(4)：380-384, 1993.

18) Hashimoto T, Kiyokawa C, Mori O, et al：Human desmocollin 1(Dsc1)is an autoantigen for the subcorneal pustular dermatosis type of IgA pemphigus. *J Invest Dermatol*, **109**(2)：127-131, 1997.

19) Hisamatsu Y, Amagai M, Garrod DR, et al：The detection of IgG and IgA autoantibodies to desmocollins 1-3 by enzyme-linked immunosorbent assays using baculovirus-expressed proteins, in atypical pemphigus but not in typical pemphigus. *Br J Dermatol*, **151**(1)：73-83, 2004.

20) Muller R, Heber B, Hashimoto T, et al：Autoantibodies against desmocollins in European patients with pemphigus. *Clin Exp Dermatol*, **34**(8)：898-903, 2009.

21) Ishii N, Teye K, Fukuda S, et al：Anti-desmocollin autoantibodies in nonclassical pemphigus. *Br J Dermatol*, **173**(1)：59-68, 2015.

22) Mindorf S, Dettmann IM, Kruger S, et al：Routine detection of serum antidesmocollin autoantibodies is only useful in patients with atypical pemphigus. *Exp Dermatol*, **26**(12)：1267-1270, 2017.

23) Chen J, Den Z, Koch PJ：Loss of desmocollin 3 in mice leads to epidermal blistering. *J Cell Sci*, **121**(Pt 17)：2844-2849, 2008.

24) Spindler V, Heupel WM, Efthymiadis A, et al：Desmocollin 3-mediated binding is crucial for keratinocyte cohesion and is impaired in pemphigus. *J Biol Chem*, **284**(44)：30556-30564, 2009.

25) Rafei D, Muller R, Ishii N, et al：IgG autoantibodies against desmocollin 3 in pemphigus sera induce loss of keratinocyte adhesion. *Am J Pathol*, **178**(2)：718-723, 2011.

26) Mao X, Nagler AR, Farber SA, et al：Autoimmunity to desmocollin 3 in pemphigus vulgaris. *Am J Pathol*, **177**(6)：2724-2730, 2010.

27) Lotti R, Atene CG, Marconi A, et al：Development of a Desmocollin-3 Active Mouse Model Recapitulating Human Atypical Pemphigus. *Front Immunol*, **10**：1387, 2019.

28) Tsuruta D, Ishii N, Hamada T, et al：IgA pemphigus. *Clin Dermatol*, **29**(4)：437-442, 2011.

29) Gallo E, Garcia-Martin P, Fraga J, et al：Paraneoplastic pemphigus with eosinophilic spongiosis and autoantibodies against desmocollins 2 and 3. *Clin Exp Dermatol*, **39**(3)：323-326, 2014.

30) Koga H, Ishii N, Hashimoto T, et al：Case of shift from linear immunoglobulin A bullous dermatosis to pemphigus herpetiformis for a short period of time. *J Dermatol*, **44**(2)：189-193, 2017.

31) Saruta H, Ishii N, Teye K, et al：Two cases of pemphigus vegetans with IgG anti-desmocollin 3 antibodies. *JAMA Dermatol*, **149**(10)：1209-1213, 2013.

32) Ohzono A, Sogame R, Li X, et al：Clinical and immunological findings in 104 cases of paraneoplastic pemphigus. *Br J Dermatol*, **173**(6)：1447-1452, 2015.

33) 山上　淳：【水疱症の治療 最前線】腫瘍随伴性天疱瘡・増殖性天疱瘡・疱疹状天疱瘡の治療. *MB Derma*, **222**：21-26, 2014.

MB Derma, **292** : 53-61, 2020.

◆特集／水疱をどう診る？どう治す？
自己免疫性水疱症を治療する際の注意点

谷川瑛子*

Key words：ステロイド(corticosteroid)，治療目標(therapeutic target)，病勢評価(evaluate disease activity)，日和見感染症(opportunistic infection)

Abstract 自己免疫性水疱症の治療目標は，ステロイドの治療効果を最大限かつ副作用を最小限に抑えながら，早期の疾患寛解を達成することである．今日でも自己免疫性水疱症治療の根幹をなしているステロイド製剤は，同時に多彩な副作用を有する．その副作用はステロイドの種類と特性によって頻度と重症度が変わり，宿主によっても大きく異なるため，少量だから副作用も少ないという理論は成立しない．特に免疫抑制剤との併用で患者は高度の免疫抑制状態にあり，日和見感染症を発症しやすく，生命予後をも左右する．治療開始前のリスク評価，投与開始時に副作用の予防対策，治療中は常に各種細菌，ウイルスと各種特殊な感染症に留意し，適切な検査を行い，ステロイドの各種副作用と感染症の早期発見と早期治療を目指すことが重要である．

はじめに

天疱瘡，類天疱瘡に代表される自己免疫性水疱症の治療は，PDAI(pemphigus disease area index)；BPDAI(bullous pemphigoid disease area index)の導入，抗体価モニタリングと併用することで，より客観的かつ簡便に疾患活動性を評価することが可能となった．その結果，患者の病状により適した治療を選択し，早期に病勢を制御することが可能となった．

自己免疫性水疱症の治療は従来のステロイド，免疫抑制剤，血漿交換療法，大量免疫グロブリン療法(大量 IVIG 療法)，ステロイド・パルス療法，エンドキサン・パルス療法に加え，近年 B 細胞をターゲットとした抗 CD20 抗体療法(リツキシマブ)が登場し，世界的に天疱瘡治療の第一選択になりつつある．

その一方で，ステロイドは依然として水疱症治療の根幹をなす薬剤となっている．ステロイドは水疱症治療で優れた治療効果を示す反面，ステロイドと免疫抑制剤併用のいわば全面制圧の治療により，患者は高度の免疫抑制状態にあり，日和見感染症の発症リスクが高く，ときに不幸な転帰になることさえある．

本稿では，① 副腎ステロイドの注意すべき副作用・合併症とその対応，② 治療前と経過中に必要なスクリーニング検査，③ 自己免疫性水疱症を治療する際に注意すべき点について述べる．

ステロイドを使用する際の注意点

1．ステロイドの作用機序からみる副作用

ステロイドは，臨床的にはその強力な抗炎症効果と免疫抑制効果を期待して使用している．しかし治療の有効性を期待する用量は生理的な分泌量を遙かに超えるため，その副作用も多彩である．ステロイドの作用機序は，ステロイド受容体を介したゲノム作用と受容体を介さない non-ゲノム作用で説明されているが，前者が主とされる．ゲノム作用はさらに3つのルートに分けられ，ステ

* Akiko TANIKAWA，〒160-8582 東京都新宿区信濃町 35 慶應義塾大学医学部皮膚科学教室，准教授

表 1．ステロイドの副作用（川合眞一：日本医事新報，4949：28-51，2019．より引用改変）

重症化する注意すべき副作用(高頻度)	その他の注意すべき副作用
● 各種感染症の誘発と増悪 ● 骨粗鬆症 ● 動脈硬化性病変 　(動脈瘤，血栓症，心筋梗塞，脳梗塞，etc) ● 副腎不全，ステロイド離脱症候群 ● 消化管障害(出血，潰瘍，穿孔，閉塞) ● 糖尿病の誘発・増悪 ● 精神神経障害(精神変調，うつ状態，etc)	● 白内障，緑内障，視力障害 ● 中心性漿液性網脈絡症 ● 高血圧，浮腫，うっ血性心不全，不整脈 ● 脂質異常症 ● 低カリウム血症 ● 尿路結石，尿中 Ca 排出増加 ● ミオパチー，腱断裂 ● 膵炎，肝機能障害 ● 生ワクチンによる発症 ● 不活化ワクチンの効果減弱
軽症副作用(高頻度)	
● 白血球増多 ● 異常脂肪沈着 ● 月経異常(周期異常，過多・過少・無月経) ● 痤瘡，多毛，皮膚線条，皮膚萎縮，皮下出血，発汗異常 ● 食欲亢進，体重増加，消化器症状	**稀な報告** ● アナフィラキシー様反応，過敏症 ● ショック，心停止(パルス療法) ● 気管支喘息，喘息発作

ロイド副作用の多彩さは，それぞれがおびただしい数の標的遺伝子の転写を促進または抑制していることにより生じるとされている[1]．

2．ステロイドの注意すべき副作用(表1)

ステロイドの副作用は用量依存性であり，ステロイドの種類と特性によってもその頻度と重症度が変わる．実際の副作用は投与後早期と長期に出現するものから稀な副作用に分かれるが，代表的な副作用を下記に列挙する．詳細は表1を参照されたい．

① 早期(投与1か月以内)：食欲亢進，精神高揚，不眠，うつ，血圧上昇，浮腫，高血糖，高脂血症など．

② 内服1か月後：易感染性，痤瘡，多毛，中心性肥満，無月経，時間とともに紫斑，皮膚線条，皮膚萎縮，ステロイド筋症など．

③ 長期内服の副作用：無菌性骨壊死，骨粗鬆症，圧迫骨折，眼科的には白内障，緑内障，中心性漿液性網脈絡症など．

3．重要な副作用と対策

a) 骨粗鬆症

ステロイド性骨粗鬆症(GIO)は長期ステロイド薬治療における最も重要な副作用の1つで，ステロイド投与後早期に骨密度の減少と，骨折リスクが増加することが最大の特徴とされる．続発性骨粗鬆症のなかで発生頻度が最も高く，閉経後の骨粗鬆症より高い骨密度でも骨折が生じることは注意すべき点である．ステロイド開始後の骨量減少率は最初の数か月で8〜12%に達し，その後，年に2〜4%の割合で減少する．長期ステロイド治療を受けている患者の30〜50%に骨折が起きるとされ[2][3]，注意すべきことは，骨折リスクの観点からステロイド投与量に安全域は存在しないことである．

骨粗鬆症治療薬の骨折抑制効果はステロイド投与3か月以内の介入で有効であることが示されており，早期に積極的な骨折予防の介入が推奨されている．現在ガイドラインでは経口ステロイドを7.5 mg/日，かつ3か月以上使用予定の場合は一次予防を実施すると定めている[2]．介入前の骨折危険因子の評価が必須とされている(図1)．GIOを放置した場合，男性患者がより骨折を起こしやすく，生命予後も女性より数倍悪化をきたすとされている[2]．

⇒対策

1) ステロイド投与前に骨密度を評価・歯科受診し，ビスフォスフォネート(BP)製剤開始．

2) 妊娠を希望する女性への BP 製剤の使用：妊娠前・妊娠中・授乳中の女性への BP 製剤使用による新生児，母体における有害事象は少ないとされるが，薬剤の安全性が確立していないことから，ガイドラインでは妊娠を希望する女性に対する薬物療法の推奨は行わないとしている[4]．ACR(American College of Rheumatology)勧告では既

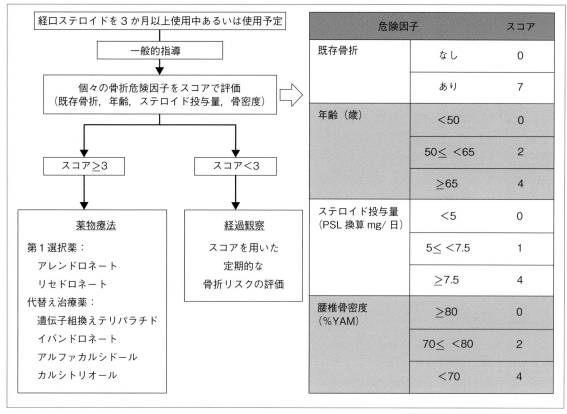

<table>
<tr><th colspan="2">危険因子</th><th>スコア</th></tr>
<tr><td>既存骨折</td><td>なし</td><td>0</td></tr>
<tr><td></td><td>あり</td><td>7</td></tr>
<tr><td>年齢（歳）</td><td><50</td><td>0</td></tr>
<tr><td></td><td>50≦ <65</td><td>2</td></tr>
<tr><td></td><td>≧65</td><td>4</td></tr>
<tr><td>ステロイド投与量
（PSL 換算 mg/ 日）</td><td><5</td><td>0</td></tr>
<tr><td></td><td>5≦ <7.5</td><td>1</td></tr>
<tr><td></td><td>≧7.5</td><td>4</td></tr>
<tr><td>腰椎骨密度
（%YAM）</td><td>≧80</td><td>0</td></tr>
<tr><td></td><td>70≦ <80</td><td>2</td></tr>
<tr><td></td><td><70</td><td>4</td></tr>
</table>

フローチャート:
経口ステロイドを3か月以上使用中あるいは使用予定 → 一般的指導 → 個々の骨折危険因子をスコアで評価（既存骨折，年齢，ステロイド投与量，骨密度）

- スコア≧3 → 薬物療法
  第1選択薬：
  　アレンドロネート
  　リセドロネート
  代替え治療薬：
  　遺伝子組換えテリパラチド
  　イバンドロネート
  　アルファカルシドール
  　カルシトリオール
- スコア<3 → 経過観察
  スコアを用いた定期的な骨折リスクの評価

図 1.（ステロイド性骨粗鬆症の管理と治療ガイドライン（2014 年版）より引用）

存骨折があり，高用量ステロイドを内服している閉経前女性に限りアレンドロネート（A），リセドロネート（C），テリパラチド（C）を推奨している[5]．一方，FDA 胎児危険度分類基準ではアレンドロネート，リセドロネートはいずれもカテゴリー C に分類されているため，<u>妊娠前の使用は有益性が勝るときに限って慎重に使用すべきとされ，妊娠中は使用を避けるとされている．</u>

　授乳中の BP 製剤使用は母乳中の薬物濃度が極めて低いため，リスクは低いと推定されている．しかし，安全性に関するエビデンスがないことから慎重に扱うべきとされている．

　3）ステロイド中止の際，BP 製剤中止のタイミング：骨折リスクが低下するまで1年前後かかるとされ，ステロイド中止後1年前後まで継続することが望ましいとされている[3]．

b）感染症

　ステロイド内服により感染免疫を担当する白血球数を増加するが，機能としての病変部への遊走能・貪食能は低下し，細菌感染症に罹患しやすい状態下にある．またステロイド内服でリンパ球，特に CD4 陽性 T 細胞数の低下が特徴とされ，T細胞機能と CD8 の反応も抑制される．B 細胞では免疫グロブリンの減少とその活性化と増殖に抑制的に働くことが知られている．高用量ステロイド内服で Th1 サイトカインの産生が抑制され，Th2優位の免疫応答へシフトする．Th1 優位の免疫反応は細胞内寄生菌，真菌，ウイルスに対する感染免疫を担っているため，この Th2 へのシフトは個体がより日和見感染症を発症しやすい状態にする[6]．

（1）**ステロイド投与量・投与期間と感染症の関係**：ステロイド投与と感染症の関連に関する検討は古く，1989 年 Stuck らが行った異なる疾患背景71 臨床試験のメタ解析では，ステロイド投与群は対照群に対する感染症の発現相対危険度が 1.6，致死的な感染症は 2.6 となり[7]，このリスクはステロイド用量依存性，投与期間に比例して増大す

るとされた．また投与量との関係は，＜20 mg/日では相対危険度が1.3に対し，21〜39 mg/日，＞40 mg/日は2.1であった．総投与量の観点から，1,000 mg を超えると感染症の合併頻度が有意に増加することが示された[7)8)].

一般的に短期間のステロイド使用は感染症のリスクと免疫系への影響は少ないと考えがちであるが，Dixon らは高齢 RA 患者に対し実施された研究で，ステロイド投与量（PSL 換算5 mg/日）の少量でも，3か月，6か月，3年間にわたって継続使用した場合，ステロイド非使用群と比較して重症感染症の罹患リスクがそれぞれ30％，46％，100％増加することが示され，特に5 mg/日で3年間投与した時のリスクは，30 mg/日で1か月間投与した場合と同じであることを示した[9)]．同様に米国で大規模外来患者150万人を対象に実施された，30日間ステロイド投与と敗血症入院リスクを検討した臨床研究では，21％で短期間（30日以内）のステロイドが処方されていたが，ステロイド投与量にかかわらず（＜20 mg，20〜40 mg，＞40 mg），投与から30日以内に敗血症リスク増大，相対危険度5.30であった[10)]．背景疾患と年齢によっては低用量ステロイドや短期間のステロイド治療でも，重症感染症や日和見感染症の発現リスク因子となり得ることが示された．特にステロイド副作用の発現は用量のみでなく，個々の宿主によっても大きく異なり，感受性の高い宿主は低用量のステロイドでも影響を受けることを記憶に留めていただきたい．

(2) 注意すべき感染症と対策：自己免疫性水疱症では疾患により差はあるものの，本来感染防御を担う最初のバリアである皮膚と粘膜が破壊され，多発する水疱とびらん面は様々な病原体の格好のすみかとなり，種々の感染症が発症しやすい状態にある．また治療の根幹であるステロイドも感染防御機構に対し抑制的に作用する．ステロイド治療中の感染症は一般細菌感染症の頻度が最も高く，細胞性免疫も抑制されるため，結核とそれ以外の抗酸菌，真菌（ニューモシスチス肺炎），ヘル

ペスなどのウイルスによる日和見感染症が問題となる．

以下に注意すべき感染症と対策を記す．

(i) 細菌感染症：ステロイドにより好中球の機能，マクロファージ貪食能にも障害が生じるため，細菌感染症が生じやすい状態にある．特に発熱，倦怠感，頻脈，血圧低下などの症状がみられたら敗血症を疑い，血液検査，CRP，プロカルシトニンを含めた血液検査，血液培養，胸部 X-P，経験的抗菌薬の投与などは検査と同時に実施する迅速な対応が必要である．

⇒対策

週1〜2回定期的血液検査の実施，白血球，CRP の変動に注意し，異常がみられた場合はさらに詳しい検査の実施により感染源を同定し，治療を開始する．

(ii) 結核：中等量〜高用量のステロイドは細胞性免疫能の低下をきたし，結核の発症と再燃リスクを増大させる．結核の発症は PSL 15 mg/日，1か月以上で発症リスクが増え（オッズ比7.7），15 mg/日未満でもオッズ比2.8とされている．

⇒対策

1）治療開始前にスクリーニング検査：Interferon-gamma release assay（IGRA）検査：QFT（QuantiFERON® FT），T-スポット®）をあらかじめ行っておく．

2）ハイリスク患者ではイソニアジド（5 mg/kg/日）またはリファンピシン（10 mg/kg/日）の予防内服を行う．

3）結核治療薬内服中患者のステロイド内服量調節：ステロイドの代謝経路の違いがそれぞれの効果に影響を及ぼす．多くのステロイドは主に肝代謝を受け尿中に排泄される．特にデキサメサゾンとベタメサゾンは肝の薬物代謝酵素である CYP3A4 による代謝が主要経路になっているため，結核治療薬リファンピシンのように強力な CYP3A4 を誘導する薬剤との併用は，ステロイドの代謝が促進され，デキサメサゾンとベタメサゾンでは薬効が1/5までに低下する．最も繁用され

ているPSLはこの代謝経路が一部に過ぎないが，効果は50%減弱，コルチゾールでは20%の薬効減弱があり[11]，治療効果に大きな影響を及ぼすため，注意が必要である．

　⇒対策

　既に結核を治療中，特にリファンピシン内服中の患者ではステロイドの減弱効果に注意して（PSLの場合は50%効果減：PSL 60 mg投与でも実際は30 mgの効果しかない），有効治療量へのステロイド調整が必要となる[11]．

　(iii) **深在性真菌症**

　① アスペルギルス感染症はステロイド投与中に発症する頻度が高く，呼吸器症状が出現した場合，X-PやCTで精査して早急な対応を行う．

　② ニューモシスチス肺炎(*Pneumocystis* pneumonia；PCP)

　現在真菌に分類されている*Pneumocystis jirovecii*によって発症する高度の呼吸不全と間質性肺炎である．発熱・乾性咳嗽・呼吸困難を三主徴とし，稀に胸痛と血痰があるが，身体的理学的所見が乏しい．検査所見ではLDH，CRP上昇，動脈血酸素分圧(PaO_2)低下などがある．確定診断は気管支鏡検査によるが，non-HIV-PCPはHIV-PCPと比較して，菌量が極めて少ないため，検出されにくいとされるが，β-Dグルカンは感度90～100%，特異度86～96%で，診断に極めて有用とされる．HIV-PCPよりnon-HIV-PCPのほうが予後は悪く，前者が10%に対し，後者は30～40%とされている．PSL内服はnon-HIV-PCPの危険因子であり，今日までの研究結果から現在プレドニン20 mg/日，4週以上で発症リスクが増大し[12]，予防投与が推奨されている．

　⇒対策

　1) 月に2回β-Dグルカンを検査し，日和見感染症のうち，重篤なニューモシスチス肺炎，アスペルギルス感染症の早期発見に務める．

　2) バクタ®の予防内服：ST合剤(バクタ®)を1 T/日連日，または週に2日，1日4 T，分2で投与する．

　3) ST合剤が副作用で内服できない患者にはペンタミジンの吸入(1回/月)またはサムチレール®内服が有効である．

　(iv) **ウイルス感染症**：ステロイド治療中では様々なウイルスが感染症の原因となる．Hepatitis B virus, CMV, EB, herpes zoster, herpes simplexなどがある．

　① Hepatitis B(HB)：B型肝炎対策ガイドラインで治療フローチャートが作成されているため，事前にチェック後フローチャートに沿った治療を行う[13]．

　⇒対策

　治療前にHBの状態を確認し，陽性の場合は対応法に従って治療を進める．

　② CMV(Cytomegarovirus)感染症：CMV感染では感染しているが発症していない「infection」，何らかの症状がみられている「disease」に分類されている．

　症　状：初発時に特徴的な症状はないとされ，高齢者では不定愁訴，心窩部不快感，嚥下痛など，また原因不明の下痢などで見つかることも多い(図2)．

　⇒対策

　1) 治療中，定期的にCMVをモニタリングする．ハイリスク患者では定期的に(1～2週1回程度の)CMV抗原血症によるモニタリングを行う．CMV抗原血症が高値であれば，抗ウイルス剤を投与する．陰性化したら一旦中止し，再上昇がみられたら再開する．しかし治療介入基準は地域，病院により様々であり，一定の基準がないのが現状である．当院では血液内科とも連携しており，造血幹細胞移植領域でCMV感染症発症の低リスク症例に適応されている値(C10/C11法で2スライド合計20以上)を1つの指標としている[14]．

　2) その他のウイルス感染状態チェック：帯状疱疹ウイルス，単純疱疹ウイルスは皮膚科日常診療でよく遭遇する疾患であるが，自己免疫疾患治療中に生じる帯状疱疹または単純疱疹ウイルス感染症は非典型的な皮疹として現れることが多く，特

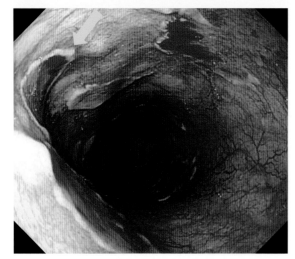

図 2. 80 歳代，男性．落葉状天疱瘡患者治療中に
生じた CMV 食道炎

に散布疹などがびらんとなった場合はしばしば原病の病勢増悪との鑑別が困難な場合であり，治療に影響を及ぼす（図 2〜4）．

ステロイド内服治療中は常に感染症の存在を念頭に置き，非典型的な皮疹から感染症を疑う場合，細菌感染症以外，常にウイルス性疾患も念頭に置くことが重要である．患者が高用量ステロイドと免疫抑制剤併用による高度の免疫抑制状態下にみられる感染症は播種状，非典型の形態をとるだけでなく，帯状疱疹のなかにはアシクロビル耐性ウイルスの存在することにも十分な注意が必要

である．

治療開始前・治療中に行うべき検査（表 2）

誌面の関係でエッセンスのみ記載し，詳細は表 2 を参照されたい．

1．治療前

① 疾患活動性評価

　　初期治療開始 3 週間まで……PDAI，BPDAI
　　　　　　　　　　　　　　　　（病変の広がり）
　　治療開始 3 週間経過後………PDAI，BPDAI
　　　　　　　　　　　　　　　　＋抗体価

でモニタリング．

② 治療前全身状態の評価：末梢血，貧血，肝・腎機能，炎症反応，糖尿病，高血圧，胃潰瘍，中枢神経症状など．

③ 胸部 X 線，心電図，便潜血，また内視鏡，下部消化管などは必要に応じて併せて実施．特に口腔内病変のある患者では食道病変の有無と病変の広さは初期治療量決定に影響するため，可能であれば実施しておきたい．しかし国際的には侵襲のある検査である故，事前検査必須項目として扱っていない．疾患により，眼科・耳鼻科は治療前の検査が必須である（粘膜疾患，天疱瘡など）．

④ 骨密度検査，歯科受診し，BP 製剤を開始可

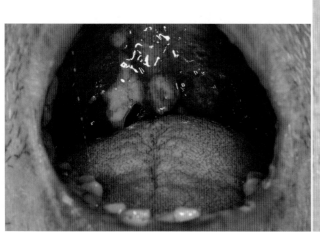
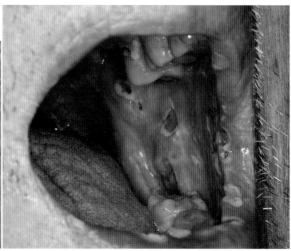

図 3. 80 歳代，男性．類天疱瘡患者治療中に咽頭と頬粘膜に生じた単純ヘルペスウイルス感染症

能な状態にしておく.

⑤ 薬剤アレルギー歴, 内服薬剤のチェック

⑥ 感染症関連

(a) 結 核：罹患歴, 治療歴, 治療前に QFT または T-spot

(b) 非結核抗酸菌, 真菌感染症(アスペルギルス, カンジタなど)

(c) ウイルス(CMV, EB, H-Z, H-S)：CMV は定期的, その他は治療中一度チェックしておく.

(d) ニューモシスチス肺炎(PCP), 真菌感染全般も含めて β-D グルカンを定期的に実施.

(e) 創部培養：難治性びらんと真の病勢評価に重要となる.

⑦ 全身性疾患・他の自己免疫疾患・内臓悪性腫瘍の合併の有無：必要に応じて CT などを実施する.

⑧ 治療サポート面の把握：家族構成, 治療中のキーパーソン, うつ状態などの病歴・家族歴を可能なら把握する.

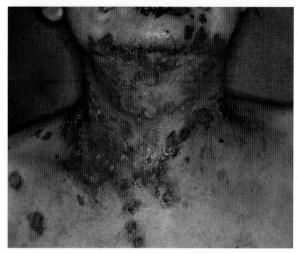

図 4. 60 歳代, 男性. 類天疱瘡患者治療中に生じた単純ヘルペスウイルス感染症

2. 治療中の検査

① 治療中, 特に治療が長期化した場合, 上記に挙げた感染症に注意し, β-D グルカン, CMV は定期的にチェックし, 真菌, ウイルス, PCP などの早期発見と治療に努める.

② 微熱, 咳, 喀痰のほか, 倦怠感などの不定愁訴にも注意を払い, 症状に応じて胸部 X 線, CT

表 2.

	確認事項	検 査	病勢評価	注意点/その他
治療開始前	・診断確定 ・皮膚生検 ・既往歴 ・合併症 ・内服薬 ・薬剤アレルギー ・メンタル	・ルーチン ・高血圧・糖尿病 ・結核(QFT/T-spot) ・B 型肝炎 ・骨密度 ・歯科口腔外科 ・眼科/耳鼻科	・PDAI, BPDAI, etc ・血中抗体価 ・年齢, 性別 ・既往歴 ・合併症	・創部培養 ・各種監視培養 ・家族のサポート
治療導入期 ↓ Consolidation Phase 終了 (2~4 週)	・ステロイドの副作用 ・新生皮疹の性状 ・NUDT15**	・β-D グルカン ・CMV ・EB, HZ, HS, etc ・食道内視鏡 ・内臓悪性腫瘍	PDAI, BPDAI (1~21 日まで) 抗体価 (3 週以降~)	・皮疹改善度評価 ・創部感染有無 ⇒難治例では次の治療プランを用意し, 開始に備えて必要な検査を実施
治療維持期(前期) PSL 減量開始~20 mg/日まで	再燃傾向がみられた場合は速やかに 治療仕切り直しへの決断が重要な時期	同上(定期的)	・抗体価 (PDAI, BPDAI) ・新生病変の有無	減量中の再燃に留意, 定期的採血, 各種感染症併発に注意
維持期(後期) PSL 20~5 mg/日まで	同上, 15 mg/日前後での繰り返す再燃は仕切り直し治療の対象となる	同上(定期的)	抗体価 (PDAI, BPDAI)	減量中の再燃に注意し, 増悪時に備え次の治療プランを 2 つは決めておく

＊X-P, EKG, 末血, 生化, 肝・腎機能, 甲状腺, 尿, 他の自己免疫疾患, 腫瘍マーカーなど

＊＊アザチオプリン内服で高度白血球減少・急速脱毛がみられた場合(使用前の検査が望ましいが, 適応疾患が限られている)

も実施する.

　③ 創部培養も定期的に実施する.

　④ 特にアザチオプリン併用時に稀であるが, 汎血球減少, 急速な脱毛が生じることがある. これは NUDT15(Nudix hydrolase 15 遺伝子(チオプリン製剤の代謝に関わる酵素の1つ))の変異を持つ患者でみられ, 現在限られた疾患ではあるが, 保険適用で薬剤使用前の検査が可能となっている.

　さらなる合併症のチェックなどは誌面の関係で, 各疾患の診療ガイドラインを参照して頂きたい.

自己免疫疾患治療中の注意点

　自己免疫性水疱症治療の最終目標は, ステロイドの効果を最大限かつ副作用を最小限にとどめ, 早期に疾患の完全寛解を達成することである.

　上記を達成するために, 実際の治療では次のことに注意が必要である.

　① 現在進行中の治療に対し, 常に一定の観察期間を「具体的」に定めて, 治療効果を評価する.

　難治例ではしばしば初期治療(天疱瘡では治療導入期:治療開始から約2〜4週)の後半から終了間際まで, また再燃例では維持後期で PSL 15 mg/日前後まで減量して再燃した際, ステロイド減量または追加治療の即断がしにくく, 「あと少し」現状の治療を続けたい場面に必ず出会う. ステロイドの副作用を鑑みると, 「あと少し」現在の治療を続けることを選択した際, 1週間, 10日, 2週間後のように, 必ず「あと少し」の日数を具体化することにより, ステロイドの漫然とした使用を避け, 病状に適したタイミングで次の治療へ移行することが可能となる.

　② 治療中は常に患者の病状と治療への反応から, 「一歩先を見た」治療プランをいくつか用意する. いつでも次の治療法に移行できるように必要な検査もあらかじめ実施しておく.

　③ 真の病勢評価をする:定期的(初期治療では少なくとも週1回)に皮膚症状, PDAI, 治療開始3週間後は抗体価のモニタリングも合わせて病勢

を客観的に評価する. 皮疹の新生, びらんの上皮化遅延など, 目の前にある皮疹が本当に原病によるものであるかを再確認する. 常に細菌, ウイルス感染症を念頭に皮疹を仔細に観察し, 「疑う」ことが重要である. 創部培養, CMV, H-Z など各種ウイルスを含めた定期的な感染症チェックを行うことで, 早期発見と早期治療が可能となる.

　④ 定めた「具体的な観察期間」が終了した時点での評価基準を決め, 評価日に定めた指標で評価し, 変化がなければ用意した次の治療を実行する.

　⑤ ステロイド減量途中での再燃例でも同様に「具体的な期間」と「評価基準」を定め, 特に再燃例では PDAI, 抗体価の変動とステロイド減量のタイミングの経過表を作成し, 全経過を見直すことにより, 治療仕切り直しのタイミングを見逃さないことが大切である.

　上記を意識して実行することにより, 高用量または中等度用量のステロイド使用の長期化と重篤な感染症を回避し, 副作用の軽減と早期の疾患寛解達成が初めて実現可能となる.

おわりに

　自己免疫性水疱症治療では常にステロイドの治療効果と副作用のバランスを考慮し, 病勢評価と各種感染症の除外が必須である. ステロイドの副作用は用量依存性に発現するが, ステロイドの特性によりその頻度と重症度は変わり, 個々の宿主によっても大きく異なる. 決して少量だから安全ということはない. また不十分な初期治療は疾患を難治性にするとされている. ステロイドは使用する際には必要かつ十分量を使うが, 一旦開始したら減量中止を常に考慮することが重要である.

文　献

1) Cain DW, Cidlowski JA：Immune regulation by glucocorticoids. *Nat Rev Immunol*, **17**：233-247, 2017.
2) Suzuki Y, Nawata H, Soen S, et al：Guidelines on

the management and treatment of glucocorticoid-induced osteoporosis of the Japanese Society for Bone and Mineral Research: 2014 update. *J Bone Miner Metab*, **32**: doi: 10.1007/s00774-014-0586-6, 2014.

3) 宗圓 聰：ステロイド性骨粗鬆症を防ぐには. 日本医事新報, **4949**: 34-39, 2019.

4) Grossman JM, Gordon R, Ranganath VK, et al: American College of Rheumatology 2010 recommendations for the prevention and treatment of glucocorticoid-induced osteoporosis. *Arthritis Care Res*, **62**: 1515-1526, 2010.

5) Van Staa TP, Laan RF, Barton IP, et al: Bone density threshold and other predictors of vertebral fracture in patients receiving oral glucocorticoid therapy. *Arthritis Rheum*, **48**: 3224-3229, 2003.

6) 掛屋 弘：ステロイド薬と感染症. 日内会誌, **108**: 2268-2274, 2019.

7) Stuck AE, et al: Risk of infections complications in patients taking glucocorticoids. *Rev Infect Dis*, **11**: 954, 1989.

8) 大曽根康夫：膠原病における日和見感染症の合併とその対策. 内科, **89**: 226-228, 2002.

9) Dixon WJ, Abrahamowicz M, Beauchamp ME, et al: Immediate and delayed impact of oral glucocorticoid therapy on risk of serious infection in older patients with rheumatoid arthritis: a nested case-control analysis. *Ann Rheum Dis*, **71**: 1128-1133, doi: 10.1136/annrheumdis.2011-200702, 2012.

10) Waljee AK, Rogers MA, Lin P, et al: Short term use of oral corticosteroids and related harms among adults in the United States: population based cohort study. *BMJ*, **357**: doi: 10.1136/bmj.j1415, 2017.

11) 川合眞一：ステロイドとリファンピシンの相互作用の特徴は？ ステロイドのエビデンス, 羊土社, pp. 366-369, 2015.

12) Sepkowitz KA, et al: *Pneumocystis carinii* pneumonia without acquired immunodeficiency syndrome: who should receive prophylaxis? *Mayo Clin Proc*, **71**: 102-103, 1996.

13) 森 毅彦：【水疱症の治療 最前線】注意すべき重篤感染症の管理. *MB Derma*, **222**: 47-50, 2014.

14) 竹中克斗, 神田善伸, 森 毅彦：CMV 感染および CMV 感染症の予防と治療. 日本造血細胞移植学会ガイドライン：サイトメガロウイルス感染症, 第2版, pp. 12-18, 2011.

Monthly Book

Ｄerma. デルマ

皮膚科医向けオールカラー月刊誌

No.255

皮膚科治療薬処方ガイド
―年齢・病態に応じた薬の使い方―

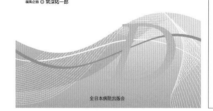

好評

2017年4月 増刊号

編集企画：**常深祐一郎**（東京女子医科大学准教授）
定価（本体価格 5,600 円＋税）　B5 判　216 ページ

治療薬が主役の実践的解説書
皮膚科診療で使用される薬剤についての最前線をまとめた
一書です．処方量はどうすべきか，併用禁忌薬は何か，小
児や妊婦などの患者さんに処方する際の注意点は何か，診
療に即した内容でエキスパートが解説．
治療薬ごとに項目立てされており，処方前に浮かんだ疑問
点をすぐに解決することができる充実の内容となっており
ます．

目次

ステロイド外用薬……………………増井　友里
タクロリムス外用薬…………………神戸　直智
アダパレン・BPO 外用薬…………菊地　克子
活性型ビタミン D₃外用薬…………山﨑　文和
抗ヒスタミン薬………………………猪又　直子
抗菌薬…………………………………藤本　和久
アシクロビル，バラシクロビル，ファムシクロビル
　　　　　　　　　　　　　　……古賀　文二ほか
イトラコナゾール，テルビナフィン……常深祐一郎
抗結核薬………………………………石井　則久
イベルメクチン，フェノトリン………谷口　裕子
ステロイド（経口，点滴）……………玉城善史郎
シクロスポリン………………………常深祐一郎
DDS（Diaminodiphenylsulfone）……宮垣　朝光
エトレチナート………………………福地　修
コルヒチン……………………………三井　純雪
メトトレキサート……………………伊藤　寿啓
シクロホスファミド，アザチオプリン……浅野　善英
生物学的製剤（抗体製剤）……………多田　弥生
IVIG（intravenous immunoglobulin）………泉　健太郎ほか

骨粗鬆症治療薬………………………池田　高治
神経障害性疼痛の治療薬……………山口　重樹
非ステロイド系抗炎症薬（NSAIDs）……北山　尚美ほか
アセトアミノフェン，トラマドール，トラマドール・
　アセトアミノフェン合剤………………角山　正博
抗血小板薬，血管拡張薬……………川上　民裕
DOACs（Direct oral anticoagulants）………八巻　隆
ボセンタン，マシテンタン，アンブリセンタン，
　シルデナフィル，タダラフィル，リオシグアト
　　　　　　　　　　　　　　　……濱口　儒人
悪性黒色腫に対する新規治療薬（免疫チェック
　ポイント阻害薬・分子標的薬）………吉川　周佐
インターフェロン γ-1a，ボリノスタット……菅谷　誠
フィナステリド・デュタステリド……大山　学
局所麻酔薬……………………………田村　敦志
◈トピックス◈
パゾパニブ……………………………藤澤　章弘
乳児血管腫に対するプロプラノロール療法
　　　　　　　　　　　　　　……戸田さゆりほか
ヒドロキシクロロキン………………谷川　瑛子

（株）全日本病院出版会　www.zenniti.com

〒113-0033　東京都文京区本郷 3-16-4　　電話（03）5689-5989　　FAX（03）5689-8030

MB Derma, **292** : 63-69, 2020.

◆特集／水疱をどう診る？どう治す？

初診時，自己免疫性水疱症を考えた皮膚疾患

大日輝記*

Key words：天疱瘡(pemphigus)，類天疱瘡(pemphigoid)，デスモグレイン(desmoglein)，糖尿病性水疱(bullosis diabeticorum)，浮腫(edema)，Grover 病(Grover's disease)

Abstract 水疱は様々な要因で生じうる．具体的には，接触皮膚炎などの炎症性疾患，熱傷などの物理化学的損傷，光線過敏，感染症や刺虫症，また先天性疾患などで特徴的に，または随伴してみられる．天疱瘡や類天疱瘡などの自己免疫性水疱症を疑った場合，診断の確定には病変部または循環血中の自己抗体の検出が不可欠である．自己免疫性水疱症と考えたにもかかわらず自己抗体を検出できなかった場合，あらためてこれらの疾患の鑑別を検討する一方，偽陰性の可能性を念頭に経過を追い，必要に応じて繰り返し検査を行うことが望ましい．一方で，既存の疾患概念ですべての水疱を説明できるわけではない．本稿では，初診時に自己免疫性水疱症の可能性を考えたにもかかわらず診断に至っていない4症例を呈示し共有するとともに，大阪市立大学の橋本 隆 博士が提唱する「顆粒状 C3 皮膚症」の概念について紹介する．

はじめに

水疱とは，表皮内または表皮下に間隙が生じて漿液が貯留した状態を指す．水疱は激しい炎症や物理化学的損傷などによって容易に生じるほか，先天性にも生じうる(表1)．

ヒポクラテスの時代以来，水疱や膿疱を生じる疾患はおしなべて天疱瘡と呼ばれていたが，18世紀以降，誘因なく突然皮膚や粘膜のあらゆる所に水疱が生じる原因不明の病気がひとつの疾患概念として次第に確立し，これを指して天疱瘡という病名が長らく用いられた[1)2)]．

19世紀に組織病理学が誕生し，皮膚病はいくつかの限られた形態学的現象へと整理された．現代組織病理学を知る私たちは，水疱が「表皮細胞間結合または表皮-真皮結合の障害」の帰結であることを理解している．そして，表皮細胞間結合や表

* Teruki DAINICHI, 〒606-8507 京都市左京区
聖護院川原町 54 京都大学大学院医学研究科
皮膚科学，准教授

表 1. 自己免疫性水疱症以外の水疱症

炎症性疾患：接触皮膚炎，扁平苔癬，紅斑性狼瘡など
物理化学的損傷：熱傷，化学熱傷，糖尿病性水疱など
光線過敏：多型日光疹，種痘様水疱症，晩発性皮膚ポルフィリン症など
感染症，ほか：ヘルペスウイルス感染症，刺虫症など
先天性疾患：先天性表皮水疱症，色素失調症，Hailey-Hailey 病など
その他：薬疹，Grover 病など

皮-真皮結合の障害が，海綿状皮膚炎(spongiotic dermatitis)や境界部皮膚炎(interface dermatitis)，球状変性型皮膚炎(ballooning dermatitis)など，あらゆるタイプの浅層血管周囲型皮膚炎(superficial and perivascular dermatitis)によって生じうること，表皮細胞間結合や表皮-真皮結合の先天的障害や代謝性障害で説明できることを教わってきた(表1)．

一方，かつて原因不明の水疱症の総称であった天疱瘡は，現代において「自己免疫性水疱症」という疾患概念で説明されている．自己免疫性水疱症は「表皮細胞間結合や表皮-真皮結合を担う分子に

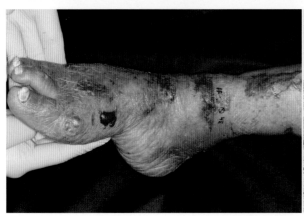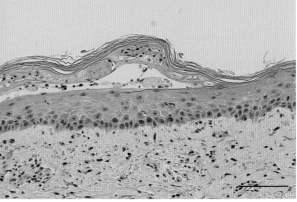

図 1. 症例 1：86 歳，女性

a：臨床像．右足の多発びらん，緊満性水疱

b：病理組織像（スケールバー：100 μm）．表皮上層の角層下水疱．表皮の海綿状変化を伴い，
真皮の出血，および軽度のリンパ球，好中球，好酸球の浸潤を認めた．

対する自己抗体が産生され，表皮細胞間結合または表皮-真皮結合の障害が起こり，びらんや水疱を生じる疾患」と定義づけられる．天疱瘡や類天疱瘡などの自己免疫性水疱症を疑った場合，診断の確定には病変部または循環血中の自己抗体の検出が不可欠である．自己免疫性水疱症と考えたにもかかわらず自己抗体を検出できなかった場合，あらためて自己免疫性水疱症以外の水疱性疾患（表 1）の鑑別を検討する一方，偽陰性の可能性を念頭に経過を追い，必要に応じて繰り返し検査を行うことが望ましいとされている[3)4]．

しかしながら，いつの時代にも歴然とした診断アルゴリズムが存在し，形式上，すべての病態が説明づけられ機能してきたことを忘れてはならない．現代においてさえ，診断アルゴリズムは現時点での理解でかりそめに作成されたものであり，致し方なくつじつまを合わせているにすぎない．

例えば「類天疱瘡」は天疱瘡に比べるとずっと新しい疾患概念だ．Lever は 1953 年，「棘融解」を天疱瘡の特徴と位置づけ，棘融解を伴わない天疱瘡を「類天疱瘡」と分けることを初めて提唱した．さらに，Beutner と Jordon が，蛍光抗体法によって天疱瘡と類天疱瘡が独立した疾患であることを証明し，これらの疾患を「自己免疫性水疱症」という概念で定義づけたのは 1967 年，人類が月に降り立つ 2 年前のことだ[1)2]．

本稿では，初診時に自己免疫性水疱症の可能性

を考えたにもかかわらず診断に至っていない 4 症例を呈示し共有する．また本領域での近年の取り組みとして，大阪市立大学の橋本 隆 博士が提唱する「顆粒状 C3 皮膚症[5]」の概念について紹介し話題を提供する．

症例呈示

＜症例 1＞86 歳，女性．右下腿の水疱

慢性腎不全の精査加療目的に当院腎臓内科に入院して約 1 か月後，突然に水疱を生じたため当科初診．両下腿の浮腫に対して弾性包帯を使用していた．瘙痒の訴えはなかった．糖尿病はない．生活活動度は全介助の状態．右足関節周囲に径 1 cm 大までの緊満性水疱，および径 2.5 cm 大までのびらんを数か所認めた（図 1-a）．浮腫性紅斑はなかった．両側の下腿から足にかけて軽度の浮腫を認めた．白血球数 11,160/mm³（好酸球 43%），アルブミン 2.6 g/dL，クレアチニン 4.52 mg/dL．限局型水疱性類天疱瘡を疑い皮膚生検施行．表皮上層の角層下に水疱を認め，表皮の海綿状変化，軽度のリンパ球，好中球，好酸球の浸潤を伴った（図 1-b）．蛍光抗体直接法は表皮が失われており評価できず．抗 BP180 抗体陰性．1 週間後再診，水疱新生はなく，びらんの周囲から上皮化が観察された．翌週，療養型病院に転院となった．

＜症例 2＞89 歳，女性．両下腿の水疱

夏季に，特に虫刺されなどのエピソードなく，

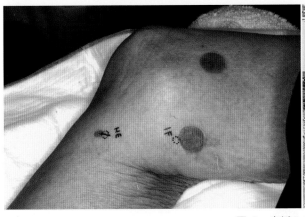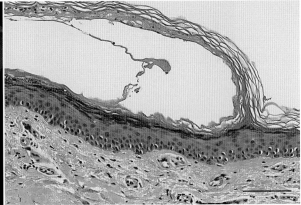

a | b

図 2. 症例 2：89 歳，女性
a：臨床像．右膝周囲の緊満性または自壊した水疱
b：病理組織像（スケールバー：100 μm）．表皮角層内水疱，炎症細胞浸潤は軽度．

下腿の水疱に気づいた．約 2 週間後に当院皮膚科初診．出現時は痒みがあったが受診時にはなかった．生活活動度は自立．糖尿病はない．右膝 2 か所，および両足関節前方に径 2，3 cm 大までの円形の上皮化後紅斑または緊満性小水疱を認めた（図 2-a）．下腿の浮腫はなく，浮腫性紅斑もなかった．白血球数 4,700/mm³（好酸球 0.8%），クレアチニン 0.42 mg/dL．皮膚生検で表皮角層内水疱を認め炎症細胞浸潤は軽度（図 2-b）．蛍光抗体直接法陰性，抗 BP180 抗体陰性．水疱の新生はなく，ほどなくして消退した．

<症例 3>75 歳，男性．左足背の水疱

1 年前から下肢に繰り返す水疱を主訴に当科初診．初診の 10 年前から腎硬化症に伴う慢性腎不全あり，糖尿病はない．水疱は数か月おきに 2，3 か所に出現し，2 週間ほどで自壊，消退していた．体部の瘙痒はあるが患部に限局せず，またぴりぴりした痛みを感じることがあった．オルメテック®，アダラート®，デタントール®，フェブリク®服用中．初診時は右大腿，左足などに径 1〜2 cm 大の痂皮または上皮化後紅斑を認めるのみであった．白血球数 4,510/mm³（好酸球 2.9%），アルブミン 3.4 g/dL，推算糸球体濾過量 19.7 mL/min/1.73 m²，随時尿タンパク 3+，抗 BP180 抗体陰性，抗デスモグレイン 1/3 抗体陰性．初診の翌週，左膝蓋下方に緊満性水疱の新生を認めた（図 3-a）．紅斑は全く伴わず．辺縁より皮膚生検．炎症細胞をほぼ伴わない表皮下水疱であった（図

3-b）．蛍光抗体法で基底膜領域に C3 の顆粒状の沈着のみを認めた（図 3-c）．最終受診より半年間受診されず．

<症例 4>71 歳，男性．全身の紅斑，びらん[6]

下行結腸癌の再発に対してフォリン酸，フルオロウラシル，オキサリプラチン（FOLFOX），セツキシマブを 5 コース施行後に両上肢に小紅斑が出現，数日の間に全身に拡大した．バルサルタン，アスピリン，グリクラジド，エンテカビル，ウルソデオキシコール酸，塩酸リルマザホン，ラベプラゾール内服中．四肢優位にびらん，紅斑，弛緩性水疱が散在，一部痂皮を伴った（図 4-a）．粘膜病変はなかった．白血球：9,230/mm³（好酸球 0.8%），AST：42 IU/L，ALT：33 IU/L，LDH：299 IU/L，ALP：530 IU/L，CRP：1.8 mg/dL．皮膚生検で棘融解，表皮上層の水疱形成を認めた（図 4-b）．炎症細胞浸潤はほとんど認めなかった．蛍光抗体直接法で表皮細胞表面に IgG の沈着を認めた（図 4-c）．健常ヒト皮膚を用いた蛍光抗体間接法でも同様のパターンを認めたが微弱であった．抗デスモグレイン 1/3 抗体陰性，抗 BP180 抗体陰性，またエンボプラキン，ペリプラキン，デスモコリン 1/2/3 に対する IgG 自己抗体も陰性だった．天疱瘡の診断で入院のうえメチルプレドニゾロン 1,000 mg 3 日間，プレドニゾロン 60 mg/日開始，皮疹の新生を認めず漸減，プレドニゾロン 25 mg/日で退院，さらに漸減，終了後も再発はみられなかった．

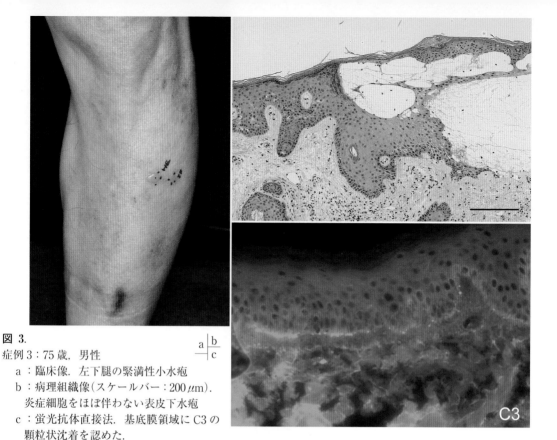

図 3.
症例3：75 歳，男性

a｜b
 ｜c

　a：臨床像．左下腿の緊満性小水疱
　b：病理組織像（スケールバー：200 μm）．
　　炎症細胞をほぼ伴わない表皮下水疱
　c：蛍光抗体直接法．基底膜領域に C3 の
　　顆粒状沈着を認めた．

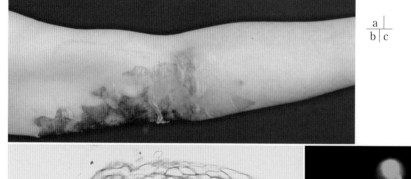

a｜
 ｜
b｜c

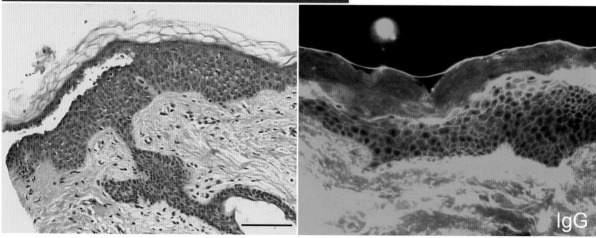

図 4. 症例4：71 歳，男性
　a：臨床像．左上肢尺側に大小のびらん，弛緩性水疱，一部に淡い紅斑を認めた．
　b：病理組織像（スケールバー：100 μm）．棘融解，表皮上層の水疱形成．炎症細胞浸潤はほとんど認めなかった．
　c：蛍光抗体直接法．表皮細胞表面に IgG の沈着を認めた．

症例の考察

1. 高齢者の足に生じた限局性，一過性の緊満性水疱（症例1〜3）

緊満性水疱を限局性に突然に生じた場合，虫刺に伴う水疱を第一に考えるだろう．ネコノミ刺症が水疱を生じる刺虫症として知られている．しかしながらいずれの症例もネコとの接触歴はなく，また虫刺に特徴的な瘙痒や紅暈もみられなかった．

下腿や足は急性浮腫に続発する水疱の好発部位である．症例1は入院1か月後の発症であり，刺虫症の可能性は低い一方で，入院後に進行した下腿浮腫および弾性包帯の外力による水疱の可能性は高いと考えられた．ただ，片側性に生じた説明はつかない．

また，突然に生じた経過と分布，性状からは糖尿病性水疱も鑑別に含まれる．しかしながら3例とも糖尿病の既往はなかった．熱傷などの物理化学的損傷も除外すべきであるが，水疱の分布や形状からは原因となる侵襲を想起しにくい．薬疹は常に鑑別する必要があるものの，紅斑性の皮疹の出現を伴わずに水疱のみを限局性に生じる状況は考えにくい．

さらに，いずれも高齢者に生じた緊満性水疱であり，自己免疫性水疱症のうち，特に限局型水疱性類天疱瘡の鑑別を要する．高齢者の軽症例でしばしば観察される．限局型水疱性類天疱瘡では抗BP230抗体陽性例が多いとの報告がある[7]．また，緊満性水疱を生じる類天疱瘡群のうち，抗ラミニンγ1類天疱瘡（抗p200類天疱瘡）も手足に限局する例が多いとされる[8]．

病理組織上，症例1，2は表皮内の角層下または角層に，症例3は表皮下に水疱を形成していた．ただし，症例1，2も水疱底に顆粒層や角層の形成がみられており，表皮下水疱の水疱底の再上皮化をみている可能性がある．類天疱瘡などの表皮下水疱でも，水疱底の再上皮化のため，一見，表皮内水疱のようにみえてまぎらわしいことがある．刺虫症の水疱の本態は，虫刺部位に限局した強い

海綿状変化や空胞変性に続発する表皮内水疱，または真皮乳頭層の激しい浮腫であることが多い．炎症所見として，典型的には，好酸球を含む炎症細胞の浸潤が虫刺部位を正中として楔状に分布するとされる．しかしながら，病理像のシルエットと炎症細胞のパターンのみで診断を確定または除外することは難しい場合も多い．

蛍光抗体直接法で基底膜領域の自己抗体の沈着は3例すべてで陰性，また抗BP180抗体も陰性であり，限局型水疱性類天疱瘡とみなすことはできないが，診断確定前にこのような先行病変を繰り返す症例もあり，自己抗体が検出限界以下であった可能性は残る．近年報告された「IgG4優位型水疱性類天疱瘡[9][10]」では，自己抗体のサブクラスが補体の活性化能をほとんど持たないIgG4が優位で，基底膜領域のC3の線状沈着がみられない．もともと水疱性類天疱瘡の蛍光抗体直接法ではC3に比べてIgGの線状沈着の検出感度が低いため，IgG4優位型でIgGの沈着も検出できない場合は診断に至らない可能性がある．既報告例はいずれも手足優位に緩徐に発症しており，また抗BP180-NC16a-IgG抗体陰性例もあるため念頭に置く必要がある[9]．症例3では基底膜部にC3の顆粒状沈着を認めた．しかしながら紅斑は伴わず，後述する「顆粒状C3皮膚症[5]」の典型的な皮疹と異なり，非特異的所見の可能性もある．

糖尿病性水疱に似ている，とはいえないだろうか．典型的には足趾や踵部など，物理的刺激が加わる部位に生じることが知られているが，足関節周囲や足背も好発部位に含まれる．糖尿病性水疱は言うまでもなく臨床病名にすぎず，糖尿病の既往がない以上診断には至らない．しかしながら糖尿病性水疱の発症機序は不明である．また組織所見も一定の見解がない[11]．高齢であることや腎機能低下，下肢の末梢であることなどが重なって，糖尿病性水疱の局所での未知の発症条件をたまたま限局性に満たし，水疱形成機序を一部模倣した結果，糖尿病がないにもかかわらず水疱を生じた可能性はないだろうか．

2．血清中の自己抗体をとらえられなかった天疱瘡（症例 4）

全身の各所に分布する弛緩性水疱が突然に発症したこと，病理組織上表皮内水疱と棘融解とを認めたこと，蛍光抗体直接法で抗表皮細胞表面に自己抗体の沈着を検出し得たことから，天疱瘡の診断は一応満たしている．しかしながら，蛍光抗体間接法の結果は明らかな陽性とはいえず，その他の手法でも循環血中の自己抗体を証明できていない．

可能性は 2 つある．第 1 に，間接法その他の結果で自己抗体が検出限界以下であった可能性，第 2 に，蛍光抗体直接法の結果が偽陽性だった可能性である．一連の検査に携わった経験のある方ならば，どちらも起こり得ることを理解していただけるであろう．

第 1 の可能性について，蛍光抗体間接法による抗表皮細胞間抗体の検出感度は抗基底膜抗体の検出感度に比べて低いことも多く，抗デスモグレイン抗体陽性例でも検出が難しい症例を経験する．一方，組換え体を用いた酵素抗体法やウエスタンブロッティングによる抗デスモグレイン抗体の検出は，抗 BP180 抗体をはじめとする抗基底膜抗体の検出に比べて偽陰性が少なく，感度がかなり高いといえるが，100％ではない．ただ，第 1 の可能性は，あくまでも可能性を否定できない，というレベルである．その解釈は一見納得がいくようにみえて，単に思考停止となっている恐れも残る．

第 2 の可能性について，蛍光抗体直接法の結果は自己免疫性水疱症の診断の鍵である一方，海綿状変化を伴う場合，また検体の状態によって，偽陽性となることがある．真実は陰性だとしたら，自己免疫性水疱症とはいえない．鑑別として，薬疹，膿痂疹，ブドウ球菌性熱傷様皮膚症候群（SSSS；staphylococcal scalded skin syndrome），そして一過性棘融解性皮膚症（Grover 病）を挙げる．

薬疹がこのような臨床像をとる場合は通常，表皮の個細胞壊死や表皮-真皮境界部のリンパ球浸潤がみられる．または，中毒性表皮壊死（TEN；toxic epidermal necrolysis）では炎症細胞浸潤がほとんどなしに全層性の表皮壊死に至ることもある．いずれも病理組織所見からは否定的である．

膿痂疹でこれだけの臨床像を呈する場合，おびただしい数の好中球浸潤，また菌体もみられるであろう．病理組織所見からは否定的である．病理組織所見は SSSS であれば合致する．しかしながら本症例では，皮疹は限局性であり，また臨床上のサインとなる接触痛を伴う皮膚の潮紅や全身性の発熱もみられなかった．

Grover 病は，体幹に浮腫性の小丘疹，小水疱を一過性に散在性に生じ，病理組織上棘融解を認める疾患である[12]．局面を呈する病型も報告されてはいるものの[13]，本症を Grover 病の一型と断じていいかどうか分からない．

なぞの水疱症
―顆粒状 C3 皮膚症の提案と概念

いずれにしても，既存の疾患概念ですべての水疱を説明できるわけではない．症例 1 に関連して，大阪市立大学の橋本 隆 博士が提唱する「顆粒状 C3 皮膚症[5]」の概念を一例としてここに紹介する．

橋本博士は，蛍光抗体法およびその他の検査法で皮膚および血清中に自己抗体を検出し得ず，基底膜領域に補体成分の C3 の顆粒状の沈着を共通して認める水疱症 20 例を報告した[5]．患者は 8～83 歳（平均 61.2 歳）で性差はない．ジューリング疱疹状皮膚炎に似た環状紅斑の辺縁に小水疱を伴う例が多いが，多彩な臨床像を含み，7 例は明らかな水疱を認めない．また 17 例が強い瘙痒を伴う．補体経路の確認のため，補体経路の中間産物に対する蛍光抗体法を 6 例について行ったところ，最終産物である C5～9 は検出できたものの，古典的経路，代替経路，レクチン経路のいずれの中間産物も検出し得なかった．

基底膜領域の C3 の顆粒状の沈着は，様々な炎症性皮膚疾患のみならず健常皮膚でもみられる．したがって教科書的には非特異的所見であり診断

的価値はないとされていた[14]．本症が単一疾患ではなく多様な疾患群を含む可能性は残るものの，既存の概念に対する挑戦的な取り組みとして学ぶところは大きい．

むすび

初診時に自己免疫性水疱症と考え，診断に至っていない4症例を報告した．水疱症に限らず，既存の概念で観察を尽くしても診断に至らない症例は枚挙にいとまがないと思われる．既存の概念で解決できない症例に向き合ううえで，2点，覚えておきたいことがある．1つは，まずは既存の概念における正当な方法で可能な限り丁寧に評価し経過を追い，課題を明確にすることである．もう1つは，記載皮膚科学の技術に則り，観察し得た所見を正しい言葉で記載して忘れず，願わくは2例，3例と蓄積し，物語を見出して共有することである．語られない物語はどこへもたどり着かない．既存の概念を尊敬しつつ，新たな概念が臨床の最前線から生まれることを願ってやまない．

謝 辞

症例の提供，解析にあたり，谷口 君香 先生（枚方公済病院皮膚科），楠葉 展大 先生（大津赤十字病院皮膚科），村田 光麻 先生，加来 洋 先生，小野 さち子 先生，平野 唯 先生，椛島 健治 先生（京都大学大学院皮膚科学），石井 文人 先生（久留米大学皮膚科学教室），橋本 隆 先生（大阪市立大学大学院皮膚科）に深謝します．なお症例4は2017年日本皮膚科学会第449回京滋地方会で報告しました．

文 献

1) 大日輝記：天疱瘡．臨床力がアップする！皮膚免疫アレルギーハンドブック（戸倉新樹ほか編），南江堂，pp. 87-92，2018．

2) Jordon R：Pemphigus：A Historical Perspective. International Pemphigus & Pemphigoid Foundation. 2003.（http://www.pemphigus.org/pemphigus-a-historical-perspective-2/#）

3) 大日輝記：水疱症．定番・皮膚科外来検査のすべて（宮地良樹編），文光堂，pp. 142-147，2015．

4) 大日輝記：自己抗体陰性の水疱症診断の決め手—診断に悩むときの解決法は？ 苦手な外来皮膚疾患100の解決法（宮地良樹編），メディカルレビュー社，pp. 106-107，2014．

5) Hashimoto T, Tsuruta D, Yasukochi A, et al：Granular C3 Dermatosis. *Acta Derm Venereol*, **96**：748-753, 2016.

6) 谷口君香，楠葉展大，大日輝記ほか：抗デスモグレイン抗体陰性落葉状天疱瘡と考えた1例．皮膚の科学，**16**：234-235，2017．

7) Thoma-Uszynski S, Uter W, Schwietzke S, et al：BP230- and BP180-specific auto-antibodies in bullous pemphigoid. *J Invest Dermatol*, **122**：1413-1422, 2004.

8) Meijer JM, Diercks GF, Schmidt E, et al：Laboratory Diagnosis and Clinical Profile of Anti-p200 Pemphigoid. *JAMA Dermatol*, **152**：897-904, 2016.

9) Dainichi T, Nishie W, Yamagami Y, et al：Bullous pemphigoid suggestive of complement-independent blister formation with anti-BP180 IgG4 autoantibodies. *Br J Dermatol*, **175**：187-190, 2016.

10) Dainichi T, Chow Z, Kabashima K：IgG4, complement, and the mechanisms of blister formation in pemphigus and bullous pemphigoid. *J Dermatol Sci*, **88**：265-270, 2017.

11) Brinster N, Calonje E：Bullosis diabeticorum. McKee's Pathology of the Skin（Calonje JE, et al eds）, 4th ed, Saunders, Philadelphia, p. 589, 2012.

12) Grover RW：Transient acantholytic dermatosis. *Arch Dermatol*, **101**：426-434, 1970.

13) Horiuchi Y, Umezawa A, Kamimura K：Erythematous plaque variant of transient acantholytic dermatosis. *Cutis*, **38**：48-49, 1986.

14) Ackerman AB, Böer A, Bennin B, et al：Patterns of Direct Immunofluorescence for Diagnosis of Inflammatory Skin Diseases. Histologic Diagnosis Of Inflammatory Skin Diseases：An Algorithmic Method Based On Pattern Analysis, 3rd ed. Ardor Scribendi, New York, pp. 447-454, 2005.

MB Derma, **292** : 70-78, 2020.

◆特集／水疱をどう診る？どう治す？

表皮水疱症

新熊 悟*

Key words：表皮水疱症(epidermolysis bullosa)，免疫蛍光染色抗原マッピング(immunofluorescence antigen mapping)，遺伝子検査(gene analysis)，表皮水疱症友の会(DebRA Japan)，治療(therapy)

Abstract 表皮および表皮-真皮境界部タンパクをコードする遺伝子の変異により皮膚に脆弱性が生じ，表皮水疱症を発症する．変異のある遺伝子によって臨床症状や予後が大きく異なるため，病型を確定することは重要である．本稿では，免疫組織学的検査や電子顕微鏡学的検査，遺伝学的検査などを用いて診断し得た自験例を提示しつつ，2014年に報告された国際分類に基づいた診断法について概説する．また，皮膚のケア，創傷被覆材の使い方，自家培養表皮移植治療など，表皮水疱症患者に対して実臨床で行える治療法について概要を述べる．

はじめに

　表皮水疱症は，表皮および表皮-真皮境界部の接着に関わるタンパクの先天的な異常により，軽微な外力で皮膚や粘膜に水疱やびらんを生じる遺伝性皮膚疾患である[1]．これまでに15以上の責任遺伝子が同定され，変異のある遺伝子によって臨床症状は大きく異なる[2]．本疾患は，生下時や乳幼児期から症状を呈することが多く，罹患児の両親，産科や小児科医師から皮膚科にコンサルトされることがほとんどである．しかし，非常に稀な疾患であるため，表皮水疱症を診察した経験のある皮膚科医は少なく，診断に苦慮することも多い．本稿では，医師が表皮水疱症患者を診察した際，スムーズに診断し，早期に治療を開始できるよう，表皮水疱症の分類，実臨床で用いられている診断と治療について概説する．

* Satoru SHINKUMA，〒951-8510 新潟市中央区旭町通1-757　新潟大学大学院医歯学総合研究科皮膚科学分野，准教授

表皮水疱症の分類と"onion skin"アプローチ

　これまでに4回，表皮水疱症に関する国際コンセンサス会議が開催され，現在，2014年にJournal of the American Academy of Dermatologyに報告された国際分類が広く使用されている(表1)[2]．この報告では，遺伝形式，臨床症状，電子顕微鏡学的，免疫組織学的，遺伝学的所見を基に分類されている．さらに，分類するための手法として"onion skin"アプローチを提唱している．

　"onion skin"アプローチでは，まず，患者の病歴と家族歴，皮膚および皮膚外病変などの特異的な臨床症状の有無を確認する．次に，水疱の形成される組織学的位置により4つに大別する．すなわち，表皮内で裂隙が生じる単純型，透明帯(lamina lucida)で裂隙が生じる接合部型，基底膜緻密層(lamina densa)直下で裂隙が生じる栄養障害型，さらにいずれの部位にでも裂隙が生じうるキンドラー症候群に分類する(図1)．さらに，単純型表皮水疱症は表皮内の組織学的な裂隙形成部位に基づき，基底層上型(suprabasal)と基底型(basal)に細分する．次いで，臨床的表現型を評価

表 1. 表皮水疱症の国際分類（文献 2，文献 1 の分類を改変）

裂隙形成部位	主要病型		主要亜型	原因遺伝子
表皮内	単純型 (EBS)	基底層上型 (suprabasal EBS)	Acral peeling skin syndrome など	TGM5, DSP, PKP1, JUP
		基底型 (basal EBS)	限局型 (EBS, localized (EBS-loc))	KRT5, KRT14
			重症汎発型 (EBS, generalized severe (EBS-gen sev))	KRT5, KRT14
			重症中等症型 (EBS, generalized intermediate (EBS-gen intermed))	KRT5, KRT14
			筋ジストロフィー合併型 (EBS with muscular dystrophy (EBS-MD))	PLEC
			幽門閉鎖合併型 (EBS with pyloric atresia (EBS-PA))	PLEC
			劣性遺伝型 (EBS, autosomal recessive (EBS-AR))	DST, EXPH5
Lamina lucida	接合部型 (JEB)	汎発型 (JEB, generalized)	重症汎発型 (JEB, generalized severe (JEB-gen sev))	LAMA3, LAMB3, LAMC2
			重症中等症型 (JEB, generalized intermediate (JEB-gen intermed))	LAMA3, LAMB3, LAMC2, COL17A1
			幽門閉鎖合併型 (JEB with pyloric atresia (EBS-PA))	ITGB4, ITGA6
			呼吸器・腎障害合併型 (JEB with respiratory and renal involvement (JEB-RR))	ITGA3
		限局型 (JEB, localized)		LAMA3, LAMB3, LAMC2, COL17A1, ITGB4
Lamina densa 直下	栄養障害型 (DEB)	優性栄養障害型 (DDEB)	全身型 (DDEB, generalized (DDEB-gen))	COL7A1
		劣性栄養障害型 (RDEB)	重症汎発型 (RDEB, generalized severe (RDEB-gen sev))	COL7A1
			重症中等症型 (RDEB, generalized intermediate (RDEB-gen intermed))	COL7A1
複数部位	キンドラー症候群			FERMT1

する．特に限局型もしくは全身型といった皮疹の分布形式や，皮膚や皮膚外病変の重症度に着目する．その際，重症汎発型の接合部型表皮水疱症にみられる肉芽組織や単純型表皮水疱症の一部に認められる斑状の色素沈着，劣性栄養障害型表皮水疱症でみられる指趾の癒合なども確認する．さらに，遺伝形式を確認し，可能であれば遺伝学的手法を用いて原因遺伝子を同定する．

表皮水疱症の診断的手法

表皮水疱症は病型により重症度，合併症，予後や遺伝予後が異なるため，正確な病型診断が必要である．一般的には，新生水疱を採取し，免疫蛍光染色抗原マッピング（immunofluorescence antigen mapping）や透過型電子顕微鏡検査により裂隙形成部位を同定し，さらに表皮基底膜領域や表皮細胞の構成タンパクに対するモノクローナル抗体を用いた免疫蛍光染色法を行うことにより病的タンパクを同定する．しかし，近年の分子生物学的技術の進歩により，多数ある表皮水疱症の責任遺伝子を同時に解析することが可能になり，表皮水疱症の診断手法は変わりつつある．以下にそれぞれの診断的手法について述べたい．

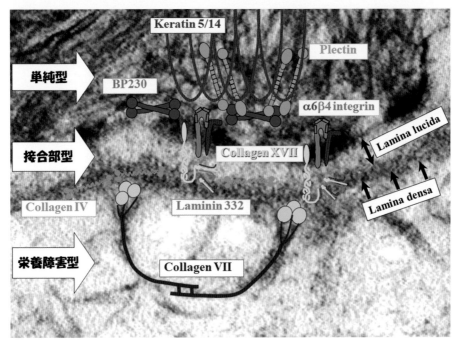

図 1. 表皮基底膜部の構造(文献 17 より一部改変)
表皮水疱症は，裂隙の形成部位により単純型，接合部型，栄養障害型，そして
複数部位で裂隙が形成されるキンドラー症候群に分類される.

1. 免疫組織学的検査(免疫蛍光染色抗原マッピング)

　表皮-真皮境界部の構成タンパクに対するモノクローナル抗体を容易に入手することが可能である. 患者皮膚の凍結切片に対し，これらの抗体を用いて免疫染色を行うことにより表皮水疱症の各病型に特異的な構成タンパクの異常を検出できる[3]. しかし，常染色体優性遺伝形式をとる *KRT5/KRT14* の遺伝子異常によって生じる単純型表皮水疱症や優性栄養障害型表皮水疱症，異常ながらタンパクの発現レベルが維持されるミスセンス変異などを有する症例では，原因となるタンパクの発現量の低下が明瞭でないこともあるため注意を要する. また，新生水疱が標本内に認められる場合は，抗原マッピングにより裂隙形成部位を同定することが可能であるため，新生水疱を一部含め凍結切片用の皮膚を採取することが望ましい. 水疱やびらんが認められない場合は，ペンなどで擦過し水疱やびらんを人工的に作製した後，皮膚生検を行うと良い.

　数か月単位の成長で皮疹が改善することが多い bullous dermolysis of the newborn 型の栄養障害型表皮水疱症では，表皮基底層で 7 型コラーゲンが顆粒状に沈着する[4]. また，キンドラー症候群では，基底膜の構成タンパクである 4 型コラーゲンや anchoring fibril の構成タンパクである 7 型コラーゲンが太く染色され，また重複して認められる[5].

2. 電子顕微鏡的検査

　水疱形成部位の超微細構造を観察することにより，裂隙形成部位を同定することが可能である[6]. また，hemidesmosome，anchoring filament，anchoring fibril の減少や幼弱化も観察できる. 単純型表皮水疱症では表皮基底細胞が破壊され，ヘミデスモソームとケラチン線維の断裂が基底膜の上に残存してみられる. 接合部型表皮水疱症では lamina lucida で，栄養障害型表皮水疱症では lamina densa 直下で裂隙の形成がみられる. キンドラー症候群では，lamina densa の重複を認め，また裂隙部位が lamina densa 直下のみならず，lamina lucida や表皮基底細胞内など複数にわたり形成されることがある. 重症汎発型(ダウリング-メアラ型)の単純型表皮水疱症では，特徴的なトノフィラメントの異常凝集(keratin clump)が観

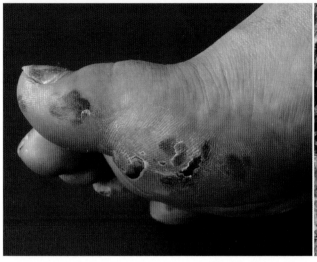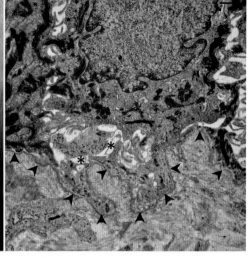

a|b

図 2. 症例 1：15 歳，男性
a：臨床像. 幼小児期から足底に水疱やびらんが多発した.
b：電子顕微鏡的検査所見. 表皮基底細胞内で裂隙の形成（＊）を認める. ヘミデスモソーム,
lamina lucida, lamina densa（矢頭）には異常はない.

察される.

3．遺伝子検査

表皮水疱症の原因遺伝子は多数あるため，臨床症状，免疫組織学的検査，電子顕微鏡的検査により病型を確定した後，異常のあるタンパクをコードする遺伝子に対し，ダイレクトシーケンス解析を行ってきた. 近年，比較的安価に次世代シーケンス解析を行うことが可能になったため，免疫組織学的検査や電子顕微鏡学的検査を行わず，全エクソームシーケンスや表皮水疱症の原因遺伝子にターゲットを絞ったパネルシーケンス解析が行われつつある[7].

病型診断までの具体例

＜症例 1＞（図 2）

患者は 15 歳の男性. 乳児期から再発性に生じる両足底の水疱とびらんを主訴に来院した. 母親および兄に同症状を認める. 症状は夏季に増悪し，軽度の過角化を伴い治癒する. 常染色体優性の遺伝形式および臨床症状から限局型の単純型表皮水疱症を疑った. 足底の水疱部から皮膚生検を施行し，電子顕微鏡検査にて基底細胞内の裂隙形成を認めた. 遺伝子検査で KRT5 遺伝子のミスセンス変異が明らかになった. 以上の結果から，KRT5 遺伝子にミスセンス変異を有する限局型単純型表皮水疱症（EBS, localized, KRT5 missense mutation）と診断した.

＜症例 2＞（図 3）

患者は生後 2 日の女児[8]. 家族歴に特記事項なし. 生下時からテープや心電図モニター貼付部に水疱やびらんが生じた. 常染色体劣性遺伝形式の表皮水疱症を疑い，水疱部から皮膚生検を施行した. 7 型コラーゲンの著明な発現低下と 4 型コラーゲンよりも真皮側での裂隙形成といった免疫組織学的検査所見から，劣性栄養障害型表皮水疱症と診断した. 遺伝子検査で COL7A1 遺伝子にスプライスサイト変異と 14 塩基の欠失変異の複合ヘテロ接合型変異を認めた. 以上の結果から，COL7A1 遺伝子にスプライスサイト変異と 14 塩基の欠失変異の複合ヘテロ接合型変異を有する劣性栄養障害型表皮水疱症（RDEB, generalized severe, collagen Ⅶ absent, COL7A1 splice site/nonsense mutations）と診断した.

＜症例 3＞（図 4）

患者は生後 1 日の女児[9]. 母および母方の祖母に爪甲の肥厚や萎縮あり. 生下時から手足などの擦れる部位にびらんや水疱を認めた. 電子顕微鏡検査では lamina densa 直下で裂隙が形成され，ま

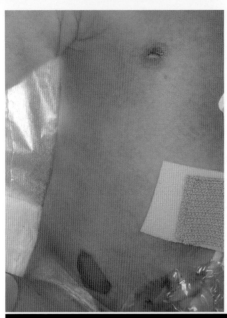

図 3.
症例 2：生後 2 日，女児（文献 8 より一部改変）
　a：臨床像．生下時から軽微な外力で水疱やびらんが生じた．
　b，c：免疫組織学的検査所見．7 型コラーゲンの発現量の著明な
　　　減少を認め（b），また lamina densa を構成する 4 型コラーゲンよ
　　　りも真皮側で裂隙（＊）が形成されている（c）．

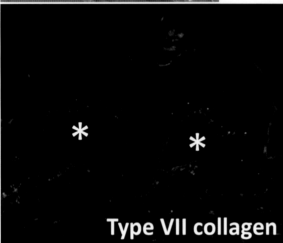

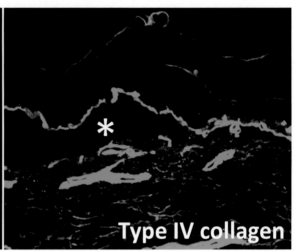

た perinuclear stellate body が明らかになった．
遺伝子検査で COL7A1 遺伝子のミスセンス変異
を認めた．生後 3 週間でびらんや水疱の新生はな
くなり，これらの皮疹は瘢痕を残し上皮化した．
以上の検査結果および臨床経過から，COL7A1 遺
伝子にミスセンス変異を有する bullous dermoly-
sis of the newborn type の優性栄養障害型表皮水
疱症（DDEB, bullous dermolysis of the newborn,
COL7A1 missense mutation）と診断した．なお，
母および祖母は爪のみに症状を呈する優性栄養障
害型表皮水疱症（DDEB, nails only）と考えた．

表皮水疱症の治療

　表皮水疱症に対する治療は，遺伝子治療や iPS
細胞を用いた再生医療などが開発されつつある
が[10)~12)]，ほとんど実臨床応用されておらず，姑息
的治療が中心である．本項では，表皮水疱症患者
に対する皮膚のケア，創傷被覆材やテープの選択
と使い方，そして最近保険収載された自家培養表
皮シート移植について述べる．なお，皮膚のケア
や創傷被覆材については，表皮水疱症友の会が編
集した「表皮水疱症（EB）　赤ちゃんのためのガイ
ドブック～新生児・乳児のケア～」に詳述されて
いるため，参照されたい[13)]．

1．皮膚のケア

a）洗　浄

　皮膚のケアは，表皮水疱症のみならず，すべて
の皮膚疾患で重要である．感染を予防するため，

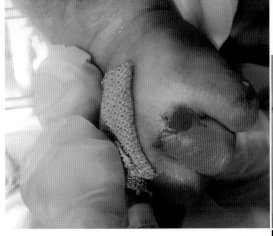
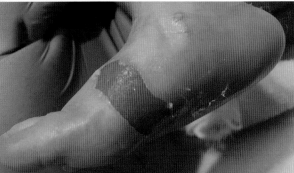

a | b

 | c
---
d | e

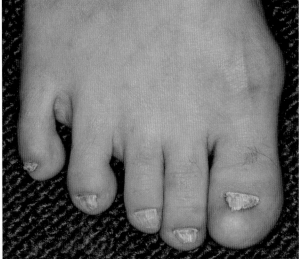

図 4.
症例3：生後1日，女児（文献9より一部改変）
　a，b：患児の臨床像．生下時から擦過などの軽
　　微な外力で水疱やびらんが生じた．
　c：母の臨床像．指趾の爪の肥厚と萎縮を認める．
　d，e：Lamina densa（矢頭）直下での裂隙形成
　　（＊）を認め（d），表皮基底細胞内には perinu-
　　clear stellate body（矢印）を認める（e）．

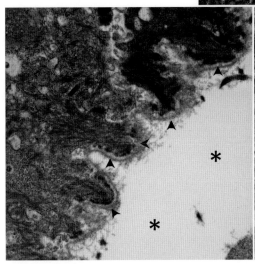
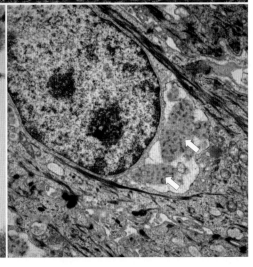

基本的に毎日洗浄を行う．びらん部の疼痛が強い時は生理食塩水を用いて洗浄する．生理食塩水（医薬品）を入手することが困難な場合は，1Lの水に対し約9gの食塩を溶かしたもので代替可能

である．洗浄時は刺激の少ない弱酸性の洗浄剤を選択し，皮膚を擦らないよう，フォーム（泡）タイプの洗浄剤を利用して，たくさんの泡で包み込むようにやさしく洗う．最後にシャワーなどの流水

で洗い流すことが望ましい.

b）水疱への対応

水疱部に圧が加わることで水疱が周囲に拡大する可能性があるため，水疱発生後早期に穿刺し，水疱内容液を除去することが望ましい. 穿刺には注射針やメスの替え刃などを用いる. 新生児や乳児など安静を保てず安全に穿刺できない場合は，ブラッドランセット（採血用皮膚穿刺器具）を用いることにより，比較的安全に穿刺することが可能になる. 水疱を穿刺するときは，針などによって水疱底（真皮）を傷つけないように，皮膚に対し垂直方向ではなく水平方向に穿刺する. 感染徴候がない場合は，水疱蓋は除去せず，水疱内容液のみ排出する. その後，滲出液を吸収できるよう，創よりも大きいサイズの吸収性の高い創傷被覆材を貼付する.

c）びらんへの対応

びらんが生じた場合，洗浄剤で洗浄し，さらに流水で洗い流す. 感染徴候がなければ，消毒などは行わず，非固着性シリコンガーゼや非固着性吸収性ドレッシング，ワセリンガーゼなどで保護する. 感染徴候が疑われた場合は，抗生剤含有軟膏や抗菌作用のある銀を含有したドレッシング材を用い，必要であれば抗生剤の内服も行う. 抗生剤含有軟膏の長期間にわたる使用は耐性菌の出現の原因となるため，過度な使用は控える必要がある.

2．創傷被覆材，テープの選択と使い方

a）創傷被覆材

創傷被覆材，特に非固着性シリコンガーゼを使用することで，短時間での処置が可能になり，また創部へのガーゼの固着などが原因で生じる皮膚の二次損傷を防ぐことが可能である. 創部の滲出液の量や部位を確認し，粘着性，吸水性，クッション性，被覆材の厚みなどを考慮し，適した創傷被覆材を選択する. また創傷被覆材は，創を十分覆うことが可能なサイズを準備し，部位に合わせて切り込みを入れるなど，工夫して用いる. また，ワセリンなどの軟膏を塗布することで，創傷被覆材の粘着力を調整し，さらに固着を防止する

ことができる. 動作により創傷被覆材が剥がれやすい関節部などでは，テープやチューブタイプの包帯で固定する.

b）テープ

通常の医療用テープや絆創膏など，粘着力の強いものは極力避け，シリコン粘着テープなどを使用する. また，必要時にはリムーバー（剥離剤）なども利用する. 点滴固定には，シリコン粘着テープを点滴刺入部周囲に貼り，これを土台として留置針を固定するとよい. 心電図モニターのテープなどは必要最小限の大きさのものを使用するなど，工夫する.

3．自家培養表皮移植

一部の表皮水疱症に対し，ヒト（自己）表皮由来細胞シート（ジェイス®）が保険適用になった. このヒト表皮由来細胞シートは，これまで重症熱傷や先天性巨大色素性母斑の切除後の創部に対し用いられてきた. 表皮水疱症では，栄養障害型および接合部型の患者を対象とし，4週間程度持続もしくは潰瘍化と再上皮化を繰り返すびらん・潰瘍に対し用いる. 症例間および病変部でばらつきがあるものの，最終移植後4週目の時点で潰瘍面積の約80％程度が上皮化したと報告されている[14].

一部の表皮水疱症患者では，水疱を作らない正常皮膚様の部位が観察される. このような皮膚を採取して解析すると，遺伝子異常が正常化した表皮細胞が含まれていることがある（復帰変異モザイク）[15]. そもそもヒト（自己）表皮由来細胞シートは患者由来の表皮細胞を用いており，遺伝子変異を有する. そのため，上皮化した表皮の細胞にも遺伝子変異が残存し，移植部皮膚の脆弱性が示唆される. もし復帰変異モザイク部位の表皮細胞を培養することができれば，遺伝子変異が治った患者由来表皮細胞で構成される細胞シートを作製することが可能になる. 実際に，このような部位から採取し作製した細胞シートで治療した症例では，長期にわたり良好な経過をたどることもある[14]. これまで本治療が行われた症例数は非常に限られており，今後の症例の蓄積が待たれる.

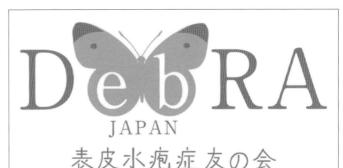

図 5.
表皮水疱症友の会(DebRA Japan)
表皮水疱症は非常に稀な疾患であり，疾患の重症度に比しその認知度は低い．そのため，皮膚科専門医であったとしても診断に難渋することがある．また，たとえ診断されたとしても有効な治療法がなく，対処法がわからないため，不安な日々を過ごしている患者や家族がほとんどである．そのようななか，「表皮水疱症友の会(DebRA Japan)」が 2008 年 3 月に発足し，10 年以上が経過した．全国各地から約 200 名の患者が登録しており，その家族とともに症状や治療法，医療福祉情報，心の悩み相談などの情報交換を行っている．

表皮水疱症を取り巻く環境

1．表皮水疱症友の会(DebRA Japan)(図 5)

「表皮水疱症患者会」が国内で初めて 2008 年 3 月に発足した．全国各地から約 200 名の表皮水疱症の患者が登録しており，その家族とともに症状や治療法，医療福祉情報，心の悩み相談などの情報交換を行っている(http://debra-japan.com/)．

2．在宅難治性皮膚疾患処置指導管理料

表皮水疱症友の会が中心になって行った署名活動が端緒となり，2010 年度から在宅難治性皮膚疾患処置指導管理料が算定されるようになった．その結果，表皮水疱症患者がこれまで自己負担しなければならなかった，自宅で使用するガーゼ等の包交材料費等の自己負担額が軽減されることになった[16]．

具体的には，皮膚科または形成外科の医師(小児科医による指導は算定要件とならない)が在宅での皮膚の処置に関する指導管理を行った場合，月に 1 回に限り算定できる．算定した場合，特定保険医療材料(自宅で使用する分)は，医師の判断で必要量を患者に支給可能になる．一方，特定保険医療材料以外のガーゼ等の衛生材料や水疱の穿刺で使用する注射針等の医療材料に係る費用は指導管理料(月 1 回・1,000 点)に含まれるため，指導管理料分を超える医療材料を支給した際，医療施設側が負担することになる．

おわりに

表皮水疱症はその希少性のため医療者が十分な知識を持っておらず，特定保険医療材料等を用いた治療をすべての患者に届けることができない実情がある．根治的治療法がない現在，少しでも患者が快適に生活を営むことができるよう，本稿をご活用いただければ幸いである．

文 献

1) 新熊 悟，清水 宏：表皮水疱症：病態と診断．日皮会誌，**121**：127-133，2011．
2) Fine JD, Bruckner-Tuderman L, Eady RA, et al：Inherited epidermolysis bullosa：updated recommendations on diagnosis and classification. *J Am Acad Dermatol*, **70**：1103-1126, 2014.
3) Has C, He Y：Research Techniques Made Simple：Immunofluorescence Antigen Mapping in Epidermolysis Bullosa. *J Invest Dermatol*, **136**：e65-e71, 2016.
4) Christiano AM, Fine JD, Uitto J：Genetic basis of dominantly inherited transient bullous dermolysis of the newborn：a splice site mutation in the typeⅦ collagen gene. *J Invest Dermatol*, **109**：811-814, 1997.
5) Lai-Cheong JE, McGrath JA：Kindler syndrome. *Dermatol Clin*, **28**：119-124, 2010.
6) Shinkuma S, McMillan JR, Shimizu H：Ultrastructure and molecular pathogenesis of epidermolysis bullosa. *Clin Dermatol*, **29**：412-419, 2011.
7) Tenedini E, Artuso L, Bernardis I, et al：Amplicon-based next-generation sequencing：an effective approach for the molecular diagnosis of epidermolysis bullosa. *Br J Dermatol*, **173**：731-738, 2015.
8) Shinkuma S, Masunaga T, Miyawaki S, et al：A case of recessive dystrophic epidermolysis bullosa with a novel c.6885_6898del14 mutation in the COL7A1 gene. *J Dermatol Sci*, **88**：139-141, 2017.

9) Takashima S, Shinkuma S, Fujita Y, et al：Novel COL7A1 mutation in a family with bullous dermolysis of the newborn：Phenotypic variability associated with a COL7A1 mutation within the same family. *J Dermatol*, **45**：e260-e261, 2018.

10) Shinkuma S, Guo Z, Christiano AM：Site-specific genome editing for correction of induced pluripotent stem cells derived from dominant dystrophic epidermolysis bullosa. *Proc Natl Acad Sci U S A*, **113**：5676-5681, 2016.

11) Takashima S, Shinkuma S, Fujita Y, et al：Efficient Gene Reframing Therapy for Recessive Dystrophic Epidermolysis Bullosa with CRISPR/Cas9. *J Invest Dermatol*, **139**：1711-1721, 2019.

12) Hirsch T, Rothoeft T, Teig N, et al：Regeneration of the entire human epidermis using transgenic stem cell. *Nature*, **551**：327-332, 2017.

13) NPO 法人表皮水疱症友の会　DebRA Japan（編）：表皮水疱症（EB）　赤ちゃんのためのガイドブック〜新生児・乳児のケア〜. 照林社, 2019.

14) Matsumura W, Fujita Y, Shinkuma S, et al：Cultured Epidermal Autografts from Clinically Revertant Skin as a Potential Wound Treatment for Recessive Dystrophic Epidermolysis Bullosa. *J Invest Dermatol*, **139**：2115-2124, 2019.

15) Jonkman MF, Scheffer H, Stulp R, et al：Revertant mosaicism in epidermolysis bullosa caused by mitotic gene conversion. *Cell*, **88**：543-551, 1997.

16) 新熊　悟, 清水　宏：表皮水疱症における医療材料費の現状. 臨皮, **65**（5 増刊）：150-152, 2011.

17) McMillan JR, Akiyama M, Shimizu H：Epidermal basement membrane zone components：ultrastructural distribution and molecular interactions. *J Dermatol Sci*, **31**：169-177, 2003.

MB Derma, 292：79-84, 2020.

◆特集／水疱をどう診る？どう治す？

水疱を生じる虫刺症

宮内俊次*

Key words：虫刺症(insect bite)，水疱性皮膚炎(dermatitis bullosa)，線状皮膚炎(dermatitis linearis)，毛虫皮膚炎(caterpillar dermatitis)，ノミ刺症(flea bite)

Abstract 　水疱を生じる虫刺症の原因虫にはカミキリモドキ，アリガタハネカクシ，毛虫，ノミ，カ，トコジラミ，ムカデなどが挙げられる．前4種は受傷機会が多く，水疱の発症様式と虫の生態を確認しておくことは診断精度の向上につながる．カミキリモドキによる水疱性皮膚炎は体液中のカンタリジンによる刺激性皮膚炎で，皮面での体液の広がり方により水疱の形と配列は多彩である．アリガタハネカクシによる線状皮膚炎は体液中のペデリンによる刺激性皮膚炎で，経過は長いが皮疹の形状から診断は容易である．毛虫皮膚炎は有毒毛の内部に含まれる毒液に対するアレルギー性皮膚炎で，毒針毛による掌蹠の受傷では水疱を形成する．ノミ刺症は唾液に対するアレルギー性皮膚炎で，個疹の配列にはノミの吸血態度がうかがわれる．虫刺症の多くは原因虫の確認できない推定診断であるが，皮疹は虫の生態を反映しているといえる．

はじめに

　虫とは陸生の節足動物を指すことが多い．皮膚炎を生じる虫にはダニ，クモ，サソリ，昆虫，多足類などが含まれ，体長は0.2 mmから10 cm以上に及ぶ．これらは生物分類では50科を超え[1]，皮膚科医は受傷機会のある100種程度を念頭に日常診療を行っていると思われる．

　原因虫を推定する場合，虫を発症様式により接触，刺咬，吸血，媒介，寄生などに分類して考えると理解しやすい[2]．接触性は虫の体液や放出物質，有毒毛などに触れる場合である．刺咬性はハチ・アリ・サシガメ刺症やクモ・ムカデ咬症などで，虫の構造物である毒針や毒牙が皮膚に刺入する．吸血種は独自の口器と多彩な唾液成分の作用により巧妙に吸血する．本稿ではこれら3つの場合を虫刺症として扱った．節足動物媒介性疾患，外部寄生虫，経口および吸入性節足動物アレルゲ

* Shunji MIYAUCHI，〒791-0242 松山市北梅本町甲899-4　宮内皮フ科クリニック，院長

ンによるものは虫刺症とは呼ばれない．

水疱を生じる虫刺症

　虫刺症では虫の口器・毒針・毒棘・毒爪などの物理的刺入に伴う刺激感や疼痛を伴うことがある．生じる皮膚炎は付着した化学物質や注入された毒成分・唾液成分による反応で，刺激性とアレルギー性にわけられる[2]．

　刺激性反応は甲虫の防衛物質，カメムシの分泌物質，毛虫・ハチ・クモ・ムカデなどの毒液に含まれる化学物質(発痛成分や神経毒・組織毒など)による反応で，誰にでも生じる．

　アレルギー性反応は毛虫の毒成分，刺咬種(ハチ，クモ，ムカデなど)の毒成分，吸血種(ノミ，カ，マダニなど)の唾液成分がアレルゲンとなり，遅延型，即時型，あるいはその両者が惹起される．反応は受傷回数，ヒトの個体差，毒成分の虫間での免疫学的交差反応などに影響される．

　ここでは「水疱を生じる虫刺症」として刺激性皮膚炎(水疱性皮膚炎，線状皮膚炎)とアレルギー性

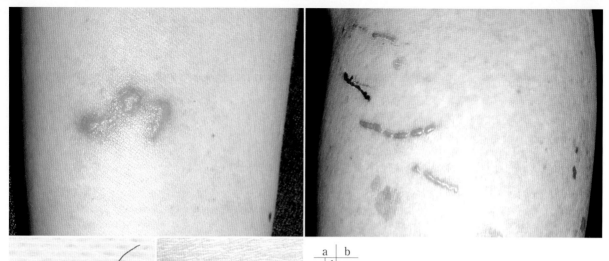

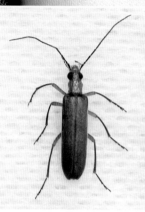

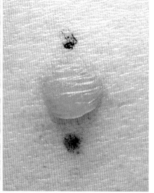

a	b
c	d

図 1.
水疱性皮膚炎とアオカミキリモドキ
  a：43 歳, 女性. 左前腕尺側（墓掃除 2 日後）
  b：75 歳, 女性. 右下腿後面（草引き後発症）
  c：アオカミキリモドキ（体長約 13 mm）
  d：c の体液で誘発試験. 左上腕（24 時間後）

皮膚炎（毛虫皮膚炎, ノミ刺症）を提示し, 臨床像から読み取れる虫の生態を概説する.

水疱性皮膚炎

　水疱性皮膚炎は虫の体液（血リンパ）に含まれる毒成分カンタリジンにより水疱を形成する刺激性接触皮膚炎である（図 1-a, b）. コウチュウ目のツチハンミョウ科とカミキリモドキ科のなかにカンタリジンを持つ有毒種が知られている. 日本では全国に分布するアオカミキリモドキ（図 1-c）による受傷が多い. 年に 1 回, 初夏～夏に出現し, 成虫には走光性があるため夜間の受傷も多い[3].

　圧迫・擦過・破砕などにより体液が皮膚に付着すると数時間で紅斑が発生し, 12～24 時間で水疱が形成される. 体液の付着状況により個疹の大きさは 0.5～2 cm, 形は円形～楕円形～不整形（線状）で, 単発あるいは近接する数個の水疱としてみられる. 疱膜はもろく弛緩性となり（図 1-d）, びらんを形成しやすい. 成虫は夜間活動性で, 日中は樹木の葉裏などに潜んでいる. 受傷後早期に水疱を形成するのが特徴で, 個疹は熱傷, ノミ刺症, 水疱性類天疱瘡のそれに似ている.

　カンタリジンによる水疱は, 活性化された内因性プロテアーゼにより表皮細胞間接着が障害されて生じると考えられている[4]. 組織学的に棘融解（表皮内水疱）を生じ, 通常, 瘢痕を形成することなく上皮化する. 種によっては組織学的に表皮下水疱を認めることがあり, カンタリジン類似の毒成分による水疱形成の機序も推測されている.

　アオカミキリモドキは外敵の接触刺激や圧迫刺激を受けると, 体の環節間膜や上翅縦隆条などから容易に体液を滲ませる. 反射出血と呼ばれる現象（分泌様式）で, アオカミキリモドキにとってカンタリジンは防衛物質, 反射出血は防衛反応である. カンタリジンは, ツチハンミョウ科の一種では脂肪体で産生していると報告されているが[5], アオカミキリモドキではまだ確認されていない. 雌雄ともにカンタリジンを含有し, 交尾時に雄から雌に移入される（婚姻ギフトと呼ばれる）ため, 交尾後の雌の濃度は高い. 産下された卵の表面に

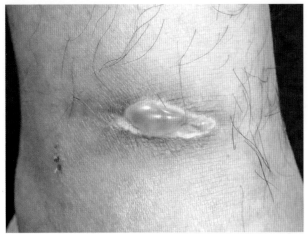

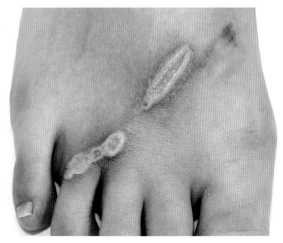

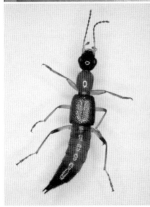

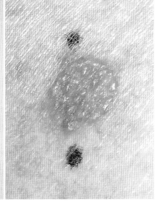

a | b
c | d

図 2.
線状皮膚炎とアオバアリガタハネカクシ
  a：62歳，女性．左足関節(4日前より発赤)
  b：19歳，女性．右足背(7日前より発赤)
  c：アオバアリガタハネカクシ(体長約7 mm)
  d：cの体液で誘発試験．左大腿(4日後)

もカンタリジンが塗布されており，外敵から卵を保護している．

線状皮膚炎

線状皮膚炎は虫の体液に含まれる毒成分ペデリンによる刺激性接触皮膚炎である(図2-a, b)．ペデリンはコウチュウ目のハネカクシ科・アリガタハネカクシ属が持ち，化学名は属名に由来している．全国に分布するアオバアリガタハネカクシ(図2-c)は，年に1～数回，春～秋に出現し，成虫には走光性があるため夜間の受傷も多い．

虫の体は柔らかく，擦過により潰れて体液が線状に付着しやすい．受傷後の臨床経過が長く，皮疹は日々変化する．

受傷後～1日：受傷部(体液がうまく塗りつけられた所)の灼熱感があり，紅斑が発生する．

2～3日：受傷部を越えて紅斑を生じ，組織学的には水疱形成が始まる．

4～5日：肉眼的に小水疱(図2-d)が出現し，その後膿疱化する．時に明らかな水疱を形成する．

6～8日：膿疱群は融合し，受傷部全体が白色浸軟した痂皮のようにみえる．その後，乾固・上皮化するが，表層が壊死様になることもある．

アリガタハネカクシ属の毒成分にはペデリンとその類似物質があり，これらの1つ，あるいは複数が水疱形成に関与すると推測されている．組織学的には棘融解による表皮内水疱，表皮下の強い浮腫，真皮内の炎症反応がみられる．ペデリンの毒性は強く，1年間保管した乾燥個体による誘発試験でも強い反応を示した(筆者経験例)．

アオバアリガタハネカクシは防衛反応としての反射出血はないが，潰れない程度に圧迫すると脚の関節間膜より透明～黄色の体液を浸出させる．ペデリンは雌の生殖器に存在する *Pseudomonas* 属の共生細菌(グラム陰性菌)により合成される[6)7)]．産下された卵の表面はペデリンと共生細菌で被覆され，外敵から保護されている．幼虫や雄は発育と生存競争の過程で孵化後の卵殻を食べ，あるいは共食いによりペデリンと共生細菌を獲得する．自然界ではペデリン濃度の低い雄も存在し

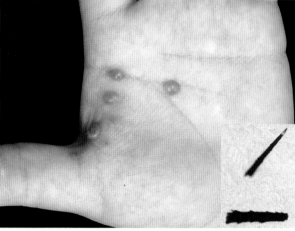

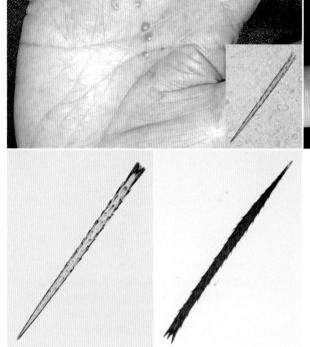

a	b
c	d

図 3.
手掌の毒針毛型毛虫皮膚炎と毒針毛
 a：80歳，女性．1週間前に素手で落ち葉拾い（挿入図は水疱より検出した毒針毛）．
 b：3歳，女児．5日前より皮疹に気づく（挿入図は水疱より検出した毒針毛）．
 c：チャドクガ毒針毛（長さ約0.1 mm）
 d：ヒロヘリアオイラガ毒針毛（長さ約0.7 mm）

ている．雌雄不明の個体を用いた誘発試験では，全個体で皮膚炎を生じたが，その程度・経過には大きな差を感じている（筆者経験例）．

手掌の毒針毛型毛虫皮膚炎

毛虫はチョウ目の幼虫で毛を有するものを意味し，毛虫皮膚炎は有毒毛に含まれる毒成分に対するアレルギー性皮膚炎と考えられている．有毒毛は毛虫の体表から容易に脱落する毒針毛と，体表に固定されて脱落しない毒棘に大別され，有毒種は幼虫の決まった齢期にそのどちらか，あるいは両者を持っている[8]．ここでは手掌に水疱を生じた毒針毛型毛虫皮膚炎を紹介する（図3-a，b）．

毒針毛は幼虫の体表に集塊として配置されており，生体は外来刺激により毒針毛を容易に脱落・飛散させる．広範囲にばらまかれるため多発性の皮疹を生じることが多い．毒針毛は幼虫の脱皮殻・繭・卵塊にも付着残存しているため，葉裏や落葉に残る脱皮殻，樹幹・塀などに付着した繭に触れて受傷したと推測できる場合がある．掌蹠，指腹，指間の単発〜散発〜集簇する小水疱としてみられることがあり，水疱蓋と内容液を鏡検すると毒針毛の全体あるいは断片を確認できることがある．経験的にチャドクガとヒロヘリアオイラガの毒針毛の場合が多い．毒針毛が確認できない場合は，汗疱，単純疱疹，手足口病，掌蹠膿疱症などとの鑑別が必要である．

毒針毛はドクガ類幼虫，カレハガ類幼虫，アオイラガ・ヒロヘリアオイラガ終齢幼虫にみられる．長さ0.1〜1.5 mmの爪楊枝状の短毛で，表面の微小な棘の有無・形状などに差がある（図3-c，d）．毒針毛は毛虫の体表にある針の受け皿構造を介して毒腺細胞から分泌された毒液を貯蔵している．皮膚炎は毒成分に対するアレルギー性反応が主体と考えられているが，アレルゲンについてはよくわかっていない．また，毒針毛が皮内に残留する場合は，毛の分解産物による炎症反応の重複や免疫反応の増強なども推測されている[9]．

毒針毛による毛虫皮膚炎の診断には毒針毛の検出が重要で，読針毛ができれば種の確定も可能と

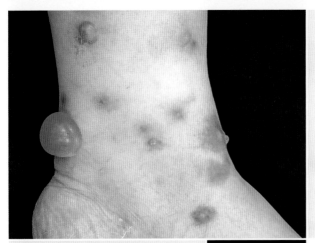
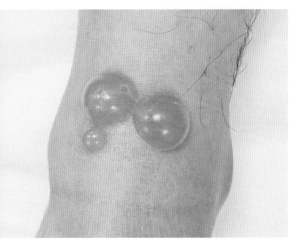
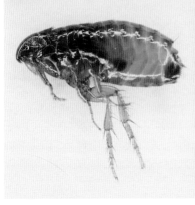
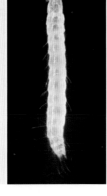

a	b
c	d

図 4.
ノミ刺症とネコノミ
　a：46 歳，女性．左足関節内側（ノミを確認）
　b：38 歳，男性．左足関節前面（ノミ未確認）
　c：ネコノミ雌（体長約 3 mm）
　d：ネコノミ 1 齢幼虫（体長約 1.5 mm）

なる．受傷直後ならセロハンテープ法，2 日以内なら KOH 法により毒針毛を確認できるが，3 日以後は毒針毛の証明は困難になる[10]．

ノミ刺症

　ノミ刺症は吸血時に皮膚に注入される唾液成分に対するアレルギー性皮膚炎で（図 4-a, b），ヒトノミ科のネコノミによる被害が多い[11]．ネコ・イヌ・イタチなどに寄生し，宿主嗜好性が広い．成虫は発達した脚があり移動性に富む（図 4-c）．

　ノミの唾液成分にはアピラーゼ[12]，その他の抗凝固物質，血管拡張成分などが含まれている．ノミアレルゲンについてはよくわかっていないが，皮膚反応の変遷はカ刺症に似ている．最初は無反応だが，受傷を繰り返すうちに遅延型反応→即時型反応＋遅延型反応→即時型反応→無反応となる．患者の多くは遅延型といわれ，紅斑を伴う丘疹，刺点のある紅斑，水疱〜血疱を生じる．強い瘙痒を伴うのが特徴で，足関節を中心とした下肢に好発する．水疱は水疱性類天疱瘡，熱傷，水疱

性皮膚炎などに似ている．

　ノミの口器は複雑な構造をしている．皮膚に刺入する口針は，1 本の上咽頭とそれを両側から挟む 2 本の小顎内葉からなる．上咽頭が血管に刺入して吸血するが，うまく血管に当たらなければ周辺に刺入場所を変える．ヒトの体動や衣類との擦過でも刺入場所を変えるといわれている[13]．刺入だけでも唾液成分が注入され，それぞれに皮膚炎を生じるため，同時期の皮疹数個が近い範囲に集合（breakfast, lunch, and dinner sign[14]）していれば診断の助けとなる．

　一般に吸血性節足動物の多くは産卵のために雌が吸血する．ノミは雌雄ともに吸血し，孵化後の幼虫（図 4-d）も成虫の未消化の排泄物（血糞）を重要な蛋白源としている．このことからノミは幼虫から雌雄まで血液を必要とする数少ない昆虫といわれている．ネコノミ雌雄の多くは持続的に宿主体表に留まるが，一部は宿主から離れることがあり，宿主と周辺環境とを往復しているらしい．ネコノミ雌は 1 日約 10 個，生涯で 300〜400 個産卵

する．また，人が目視できる成虫の10～20倍の卵，幼虫，蛹が猫や犬の生活環境中に生息していると推測されている．

おわりに

　本稿で紹介した昆虫以外にダニ（ツツガムシ，ヒゼンダニ），昆虫（カ，トコジラミ，海外ではヒアリやサシガメ），クモ（海外ではゴケグモ類），ムカデなどでも水疱形成が知られている．これらのなかには感染症を媒介する種や寄生性の種も含まれるので，原因虫推定には虫の種類と生態を十分理解しておくことが必要である[2]．

　日常の診療では原因虫の確認ができないことが多く，虫刺症は推定診断とならざるを得ない．一方，患者のなかにはメディアで話題になった虫の情報や診断名を用意して受診されることがある．さらに，「ダニか，ムシか」「刺されたのか，咬まれたのか」という素朴な質問もあるかもしれない．そのような場合，頭の中はまさに蟻地獄となり，結果的に「虫刺され」という玉虫色の説明で終わらせたいと（内心）思ってしまう．しかし患者はどこかで虫と遭遇し，その後4,5日以内に受診していることが多い．「100時間の虫の足跡」と「100種の虫の生態」を重ねて診ると，「虫のささやき」が聞こえるかもしれないし，「一本の蜘蛛の糸」が見えるかもしれない．それが皮膚科医の推定診断であろう．

文　献

1) 志村　隆（編）：学研の大図鑑 危険・有毒生物，学習研究社，2003．
2) 夏秋　優（著）：Dr夏秋の臨床図鑑 虫と皮膚炎，学研メディカル秀潤社，2013．
3) 加納六郎，滝野長平：鞘翅目．現代皮膚科学大系 8（山村雄一ほか編），中山書店，pp. 259-265, 1984．
4) Bertaux B, Prost C, Heslan M, et al：Cantharide acantholysis：endogenous protease activation leading to desmosomal plaque dissolution. *Br J Dermatol*, 118：157-165, 1988．
5) Jiang M, Lü S, Zhang Y：The potential organ involved in cantharidin biosynthesis in *Epicauta chinensis* Laporte（Coleoptera；Meloidae）. *J Insect Sci*, 17（2）：52；1-9, 2017．
6) Piel J, Höfer I, Hui D：Evidence for a symbiosis island involved in horizontal acquisition of pederin biosynthetic capabilities by the bacterial symbiont of *Paederus fuscipes* beetles. *J Bacteriol*, 186：1280-1286, 2004．
7) Kador M, Horn MA, Dettner K：Novel oligonucleotide probes for *in situ* detection of pederin-producing endosymbionts of *Paederus riparius* rove beetles（Coleoptera：Staphylinidae）. *FEMS Microbiol Lett*, 319：73-81, 2011．
8) 川本文彦，滝野長平：鱗翅目．現代皮膚科学大系 8（山村雄一ほか編），中山書店，pp. 246-259, 1984．
9) Battisti A, Holm G, Fagrell B, et al：Urticating hairs in arthropods：their nature and medical significance. *Annu Rev Entomol*, 56：203-220, 2011．
10) 久保容次郎：有毒鱗翅目による皮膚炎 毒蛾皮膚炎．最新皮膚科学大系 16（玉置邦彦編），中山書店，pp. 43-51, 2003．
11) 岡　惠子：ノミ刺症．最新皮膚科学大系 16（玉置邦彦編），中山書店，pp. 28-32, 2003．
12) Cheeseman MT：Characterization of apyrase activity from the salivary glands of the cat flea *Ctenocephalides felis*. *Insect Biochem Mol Biol*, 28：1025-1030, 1998．
13) Alexander JO：Flea bites and other diseases caused by fleas. Arthropods and human skin（Alexander JO ed），Springer-Verlag, Berlin, pp. 159-176, 1984．
14) Peres G, Yugar LBT, Haddad V Jr：Breakfast, lunch, and dinner sign：a hallmark of flea and bedbug bites. *An Bras Dermatol*, 93：759-760, 2018．

関連情報（引用した著書）

宮内俊次（著）：皮膚科昆虫記第2版，自費出版，2019．（PDFにて無料配布可能）

2019-2020
全国の認定医学書専門店一覧

北海道・東北地区

北海道	東京堂書店・北24条店
	昭和書房
宮城	アイエ書店
秋田	西村書店・秋田支店
山形	髙陽堂書店

関東地区

栃木	廣川書店・獨協医科大学店
	廣川書店・外商部
	大学書房・獨協医科大学店
	大学書房・自治医科大学店
群馬	廣川書店・高崎店
	廣川書店・前橋店
埼玉	文光堂書店・埼玉医科大学店
	大学書房・大宮店
千葉	志学書店
東京	文光堂書店・本郷店
	文光堂書店・外商部
	文光堂書店・日本医科大学店
	医学堂書店
	稲垣書店
	文進堂書店
	帝京ブックセンター（文進堂書店）
	文光堂書店・板橋日大店
	文光堂書店・杏林大学医学部店
神奈川	鈴文堂

東海・甲信越地区

山梨	明倫堂書店・甲府店
長野	明倫堂書店
新潟	考古堂書店
	考古堂書店・新潟大学医歯学総合病院店
	西村書店
静岡	ガリバー・浜松店
愛知	大竹書店
	ガリバー・名古屋営業所
三重	ワニコ書店

近畿地区

京都	神陵文庫・京都営業所
	ガリバー・京都店
	辻井書院
大阪	神陵文庫・大阪支店
	神陵文庫・大阪サービスセンター
	辻井書院・大阪歯科大学天満橋病院売店
	関西医書
	神陵文庫・大阪大学医学部病院店
	神陵文庫・大阪医科大学店
	ワニコ書店
	辻井書院・大阪歯科大学楠葉学舎売店
	神陵文庫・大阪府立大学羽曳野キャンパス店
兵庫	神陵文庫・本社
奈良	奈良栗田書店・奈良県立医科大学店
	奈良栗田書店・外商部
和歌山	神陵文庫・和歌山営業所

中国・四国地区

島根	島根井上書店
岡山	泰山堂書店・鹿田本店
	神陵文庫・岡山営業所
	泰山堂書店・川崎医科大学店
広島	井上書店
	神陵文庫・広島営業所
山口	井上書店
徳島	久米書店
	久米書店・医大前店

九州・沖縄地区

福岡	九州神陵文庫・本社
	九州神陵文庫・福岡大学医学部店
	井上書店・小倉店
	九州神陵文庫・九州歯科大学店
	九州神陵文庫・久留米大学医学部店
熊本	金龍堂・本荘店（外商）
	金龍堂・まるぶん店
	九州神陵文庫・熊本出張所（外商）
	九州神陵文庫・熊本大学医学部病院店
大分	九州神陵文庫・大分営業所
	九州神陵文庫・大分大学医学部店
宮崎	田中図書販売（外商）
	メディカル田中
鹿児島	九州神陵文庫・鹿児島営業所

＊医学書専門店の全店舗（本・支店，営業所，外商部）が認定店です。各書店へのアクセスは本協会ホームページから可能です。

2020.01作成

　日本医書出版協会では上記書店を医学書の専門店として認定しております。本協会認定証のある書店では，医学・看護書に関する専門的知識をもった経験豊かな係員が皆様のご購入に際して，ご相談やお問い合わせに応えさせていただきます。

　また正確で新しい情報を常にキャッチし，見やすい商品構成などにも心がけて皆様をお迎えいたします。医学書・看護書をご購入の際は，お気軽に，安心して認定店をご利用賜りますようご案内申し上げます。

JMPA
Japan medical publishers association
一般社団法人
日本医書出版協会
https://www.medbooks.or.jp/

〒113-0033
東京都文京区本郷5-1-13 KSビル7F
TEL (03)3818-0160　　FAX (03)3818-0159

FAX 専用注文用紙 5,000 円以上代金引換 (皮 '20.1)

Derma 年間定期購読申し込み (送料無料)	
□ 2020 年__月～12 月　　□ 2019 年 1 月～12 月 (定価 41,690 円)	

□ Derma バックナンバー申し込み No.	
Monthly Book Derma. 創刊 20 周年記念書籍 □ そこが知りたい 達人が伝授する日常皮膚診療の極意と裏ワザ (定価 13,200 円)	冊
Monthly Book Derma. 創刊 15 周年記念書籍 □ 匠に学ぶ皮膚科外用療法―古きを生かす，最新を使う―(定価 7,150 円)	冊
Monthly Book Derma. No. 288 ('19.10 月増大号) □ 実践！皮膚外科小手術・皮弁術アトラス (定価 5,280 円)	冊
Monthly Book Derma. No. 281 ('19.4 月増刊号) □ これで鑑別は OK！ ダーモスコピー診断アトラス (定価 6,160 円)	冊
Monthly Book Derma. No. 275 ('18.10 月増大号) □ 外来でてこずる皮膚疾患の治療の極意 (定価 5,280 円)	冊
Monthly Book Derma. No. 268 ('18.4 月増刊号) □ これが皮膚科診療スペシャリストの目線！ 診断・検査マニュアル (定価 6,160 円)	冊
Monthly Book Derma. No. 262 ('17.10 月増大号) □ 再考！美容皮膚診療―自然な若返りを望む患者への治療のコツ―(定価 5,280 円)	冊
Monthly Book Derma. No. 255 ('17.4 月増刊号) □ 皮膚科治療薬処方ガイド―年齢・病態に応じた薬の使い方―(定価 6,160 円)	冊

PEPARS 年間定期購読申し込み (送料無料)	
□ 2020 年__月～12 月　　□ 2019 年 1 月～12 月 (定価 42,020 円)	

□ PEPARS バックナンバー申し込み　No.	
PEPARS No. 147 ('19.3 月増大号) □ 美容医療の安全管理とトラブルシューティング (定価 5,720 円)	冊
PEPARS No. 135 ('18.3 月増大号) □ ベーシック＆アドバンス 皮弁テクニック (定価 5,720 円)	冊
□ グラフィック　リンパ浮腫診断―医療・看護の現場で役立つケーススタディ―(定価 7,480 円)	冊
□ 足育学 外来でみるフットケア・フットヘルスウェア (定価 7,700 円)	冊
□ ケロイド・肥厚性瘢痕 診断・治療指針 2018 (定価 4,180 円)	冊
□ イラストからすぐに選ぶ 漢方エキス製剤処方ガイド (定価 6,050 円)	冊
□ 実践アトラス 美容外科注入治療 改訂第 2 版 (定価 9,900 円)	冊
□ 化粧医学―リハビリメイクの心理と実践―(定価 4,950 円)	冊
□ Non-Surgical 美容医療超実践講座 (定価 15,400 円)	冊
□ カラーアトラス 爪の診療実践ガイド (定価 7,920 円)	冊
□ スキルアップ！ニキビ治療実践マニュアル (定価 5,720 円)	冊
□ イチからはじめる 美容医療機器の理論と実践 (定価 6,600 円)	冊
その他 (雑誌名/号数，書名をご記入ください) □	冊

お名前	フリガナ		診療科	
			要捺印	
ご送付先	〒　　―			

TEL : 　　　(　　　　)	FAX : 　　　(　　　　)

FAX 03-5689-8030 全日本病院出版会行

バックナンバー 一覧

2020 年1月現在

Monthly Book
Derma.
デルマ

2020 年度　年間購読料　42,130 円

通常号 2,750 円（本体価格 2,500 円＋税）×11 冊
増大号 5,500 円（本体価格 5,000 円＋税）×1 冊
増刊号 6,380 円（本体価格 5,800 円＋税）×1 冊

＝2016 年＝

No. 239 白斑治療の最前線　編／片山一朗
No. 240 いま基本にかえる乾癬治療　編／藤田英樹
No. 241 帯状疱疹のトータルケアと合併症対策
　　　　　　　　　　　　　　　　編／渡辺大輔
No. 242 皮膚科で診る感染症のすべて
　　　　（本体 5,400 円＋税）　編／石井則久　増刊号
No. 243 皮膚科医が行う足診察　編／高山かおる
No. 244 汗の対処法 update　編／室田浩之
No. 245 経皮感作からとらえる皮膚疾患　編／森田栄伸
No. 246 皮膚科内服剤の使用法と留意点　編／飯塚　一
No. 247 薬疹 update と対処法　編／水川良子
No. 248 手湿疹トリートメント　編／高山かおる
No. 249 こんなとき困らない 皮膚科救急マニュアル
　　　　（本体 4,800 円＋税）編／橋本喜夫　増大号
No. 250 まるわかり！　膠原病のすべて　編／神人正寿
No. 251 口唇に生じる疾患の診断と治療　編／中村晃一郎

＝2017 年＝

No. 252 ここまでわかる，ここまでできる！　こどもとおとなの脱毛症診療
　　　　　　　　　　　　　　　　編／大山　学
No. 253 在宅患者で留意すべき皮膚疾患
　　　　―今こそ知りたい診療のエッセンス―　編／種田明生
No. 254 血管腫・血管奇形の治療 update　編／岩崎泰政
No. 255 皮膚科治療薬処方ガイド―年齢・病態に応じた薬の使い方―
　　　　（本体 5,600 円＋税）　編／常深祐一郎　増刊号
No. 256 こどもとおとなの食物アレルギー診療　編／千貫祐子
No. 257 押さえておきたい 新しい指定難病　編／山上　淳
No. 258 さまざまな角度からとらえる爪疾患の多角的アプローチ
　　　　　　　　　　　　　　　　編／齋藤昌孝
No. 259 機能からみた外来患者へのスキンケア指導
　　　　　　　　　　　　　　　　編／小林美和
No. 260 ワクチンのすべて―診療のための使い方・選び方―
　　　　　　　　　　　　　　　　編／多屋馨子
No. 261 外来でできる 皮膚外科施術の基本手技
　　　　　　　　　　　　　　　　編／清原隆宏
No. 262 再考！美容皮膚診療―自然な若返りを望む患者への治療のコツ―
　　　　（本体 4,800 円＋税）　編／森脇真一　増大号
No. 263 生物学的製剤 update―臨床のためのポイント解説―
　　　　　　　　　　　　　　　　編／多田弥生
No. 264 知っておきたい 分子標的薬の最新情報　編／大塚篤司

＝2018 年＝

No. 265 ストップ・ザ・マーチ！ 予防も含めたアレルギー治療の実際
　　　　　　　　　　　　　　　　編／加藤則人
No. 266 実践 褥瘡のチーム医療―予防から治療まで―
　　　　　　　　　　　　　　　　編／前川武雄

No. 267 Skin aging―ケアの実際―　編／門野岳史
No. 268 これが皮膚科診療スペシャリストの目線！
　　　　診断・検査マニュアル―不変の知識と最新の情報―
　　　　（本体 5,600 円＋税）　編／梅林芳弘　増刊号
No. 269 足下を固める真菌症診療　編／畑　康樹
No. 270 夏前に知りたい！ 夏の生き物による疾患の perfect cure
　　　　　　　　　　　　　　　　編／常深祐一郎
No. 271 これ1冊！こども皮膚病―診断と治療―　編／馬場直子
No. 272 見逃さない！皮膚が語る重症疾患のサイン
　　　　　　　　　　　　　　　　編／名嘉眞武国
No. 273 皮膚科女性外来の実践　編／檜垣祐子
No. 274 必読！皮膚疾患に潜む pitfall　編／鶴田大輔
No. 275 外来でてこずる皮膚疾患の治療の極意
　　　　―患者の心をつかむための診療術―
　　　　（本体 4,800 円＋税）　編／安部正敏　増大号
No. 276 これで困らない！蕁麻疹患者の対応法　編／平郡隆明
No. 277 達人に学ぶ“しごと”の皮膚病診療術　編／中村元信

＝2019 年＝

No. 278 皮膚科で役立つエコー活用術　編／八代　浩
No. 279 皮膚科医のためのリスクマネジメント術
　　　　―メディエーションとコンフリクトマネジメントも含めて―
　　　　　　　　　　　　　　　　編／松村由美
No. 280 皮膚悪性腫瘍の病理組織診断プラクティス
　　　　　　　　　　　　　　　　編／清原隆宏
No. 281 これで鑑別は OK！ ダーモスコピー診断アトラス
　　　　―似たもの同士の鑑別と限界―
　　　　（本体 5,600 円＋税）　編／宇原　久　増刊号
No. 282 金属アレルギー診療 update　編／足立厚子
No. 283 “わけのわからない痒み”管理マニュアル　編／石氏陽三
No. 284 紅皮症 迷った時にこの1冊！　編／山本俊幸
No. 285 今だから学ぶ性感染症　編／川村龍吉
No. 286 明日からはじめる下肢・足部潰瘍治療　編／出月健夫
No. 287 基礎から固める血管炎　編／石黒直子
No. 288 実践！皮膚外科小手術・皮弁術アトラス
　　　　（本体 4,800 円＋税）　編／田村敦志　増大号
No. 289 知らぬと見逃す食物アレルギー　編／矢上晶子
No. 290 皮膚科で役立つ治療関連合併症マネジメントマニュアル
　　　　　　　　　　　　　　　　編／玉木　毅

＝2020 年＝

No. 291 いま学びたい 皮膚リンパ腫の診断と治療
　　　　　　　　　　　　　　　　編／菅谷　誠

※各号定価：本体 2,500 円＋税（増刊・増大号は除く）
※ 2015 年以前のバックナンバーにつきましては，弊社ホームページ（https://www.zenniti.com）をご覧ください。

次号予告（3月号）　　掲載広告一覧

ケイセイ　　　　　　　　　　　　　　　表 3
マルホ　　　　　　　　　　　　　　　前付 1
ジェイメック　　　　　　　　　　　前付 6, 7

まるわかり！自己炎症性疾患

編集企画／和歌山県立医科大学准教授　金澤　伸雄

FMF，TRAPS，MKD/自己炎症性周期熱症候群
　　　　　　　　　　　　　　　　　清島真理子
CAPS，Schnitzler/自己炎症性蕁麻疹様皮膚症
　　　　　　　　　　　　　　　　　福永　　淳
PAPA，PASH/自己炎症性好中球性皮膚症
　　　　　　　　　　　　　　　　　葉山　惟大
BLAU，EOS/自己炎症性肉芽腫症………松田　智子ほか
H 症候群/自己炎症性組織球症……………小宮根真弓
NNS，PRAAS，ORAS/自己炎症性脂肪萎縮症
　　　　　　　　　　　　　　　　　国本　佳代
AGS，SAVI，FCL/自己炎症性凍瘡様ループス
　　　　　　　　　　　　　　　　　金澤　伸雄
DITRA，CAMPS/自己炎症性角化症……武市　拓也
HAE/自己炎症性血管性浮腫………………岩本　和真
GCD/自己炎症性水疱症………………橋本　　隆ほか

編集主幹：照井　正　日本大学教授	No. 292　編集企画：
大山　学　杏林大学教授	西江　渉　北海道大学准教授

Monthly Book Derma． No. 292

2020 年 2 月 15 日発行（毎月 15 日発行）
　　定価は表紙に表示してあります.
　　　　　　Printed in Japan

発行者　　末　定　広　光
発行所　　株式会社　全日本病院出版会
〒 113-0033 東京都文京区本郷 3 丁目 16 番 4 号 7 階
　　電話 (03)5689-5989　Fax (03)5689-8030
　　郵便振替口座 00160-9-58753
印刷・製本　三報社印刷株式会社　　　電話 (03)3637-0005
広告取扱店　㈱メディカルブレーン　　電話 (03)3814-5980

© ZEN・NIHONBYOIN・SHUPPANKAI, 2020